JOCHEN PEICHL

Wenn nett sein zum Zwang wird

JOCHEN PEICHL

Wenn nett sein zum Zwang wird

Strategien gegen traumatischen Stress

Fawn-Reaction / Bambi-Reflex

KÖSEL

Wir haben uns bemüht, alle Rechteinhaber an den aufgeführten Zitaten ausfindig zu machen, verlagsüblich zu nennen und zu honorieren. Sollte uns dies im Einzelfall nicht möglich gewesen sein, bitten wir um Nachricht durch den Rechteinhaber. Kapiteln vorangestellte Zitate können als Destillat des jeweils nachfolgenden Kapitels gelesen werden.

MIX
Papier | Fördert gute Waldnutzung
FSC® C014496

Penguin Random House Verlagsgruppe FSC® N001967

Umschlag: zero-media.net, München
Redaktion: Jennifer Wagner
Satz: Satzwerk Huber, Germering
Druck und Bindung: GGP Media GmbH, Pößneck
Printed in Germany
ISBN 978-3-466-34851-0

www.koesel.de

»Es gibt kein Vergangenes, das man zurücksehnen darf,
es gibt nur ein ewig Neues, das sich aus den erweiterten
Elementen der Vergangenheit gestaltet, und die
echte Sehnsucht muss stets produktiv sein,
ein Neues, Besseres zu schaffen.«

Giordano Bruno (1548–1600)[1]*, italienischer Philosoph*

Inhalt

Vorwort

Liebe Leserin und lieber Leser,

ich freue mich ganz besonders, dass Sie ein Interesse daran bekunden, mein kleines Werk zu lesen. Ich hoffe, ich vergeude Ihre wertgeschätzte Zeit nicht und Sie bereuen nicht, das Geld in dieses Buch investiert zu haben. Eingedenk dessen habe ich mich in aller Bescheidenheit sehr bemüht, Sie zu diesem wichtigen Thema gut zu informieren und auch zu unterhalten. Ich hoffe, Sie bleiben mir gewogen.

Mhm ... ein bisschen dick aufgetragen, finden Sie nicht? Das klingt etwas unterwürfig und ängstlich, voller Selbstzweifel und vielleicht werden Sie denken: »Mach dich nicht so klein, so wichtig bist du nicht.« Damit sind wir mitten im Thema dieses Buches: übertriebene Freundlichkeit und vorauseilender Gehorsam, um nicht anzuecken: Friede, Freude, Eierkuchen.

Was das alles mit dem scheinbaren Zwang, nett zu sein, zu tun hat, den wir immer wieder bei unseren Artgenossen erleben, will ich mit diesem Buch erzählen.

Einleitung

Bambi-Reflex« oder »Bambi-Reaktion«* ist die deutsche Übersetzung des englischen Wortes: Fawn Reaction (auch als »Fawning« bezeichnet). Dabei handelt es sich um einen Begriff aus der Psychologie, der eine spezifische soziale Reaktion auf Belastung und Trauma beschreibt. Im Englischen bedeutet »Fawn« Rehkitz, aber auch: jemandem schmeicheln, katzbuckeln oder kriechen. Der Begriff gehört zu den vier klassischen Reaktionsweisen auf Stress oder Bedrohung: Fight (Kampf), Flight (Flucht), Freeze (Erstarrung) und Fawn (Unterwerfung).

Die Fawn Reaction (man könnte das mit »Anpassungs- und Beschwichtigungsverhalten« übersetzen) bezieht sich auf das Verhalten eines Menschen, das darauf abzielt, durch übermäßiges Gefälligkeitsverhalten oder Anbiedern die Gunst eines Aggressors** oder eines Bedrohers zu gewinnen. Dieses Verhalten wird oft als Überlebensstrategie in traumatischen oder bedrohlichen Situationen eingesetzt, insbesondere in zwischenmenschlichen Beziehungen.

Der »Bambi-Reflex« kann durch verschiedene Verhaltensweisen gekennzeichnet sein:

- übermäßiges Entgegenkommen und Zustimmung, auch wenn es den eigenen Bedürfnissen und Wünschen widerspricht,

* *Ich setze die Begriffe »Bambi-Reflex«, »Bambi-Reaktion« und »People-Pleaser« in Anführungszeichen, da sie keine wissenschaftlich anerkannten Begriffe darstellen, sondern eher populärwissenschaftlich gemeint sind.*

** *Alle genannten Aussagen, bei denen nicht explizit das Geschlecht genannt ist, gelten immer für alle Geschlechter.*

- Vermeidung von Konfrontationen und Meinungsverschiedenheiten,
- übermäßige Fürsorge und Bemühungen, dem Angreifer zu gefallen, sowie
- Unterdrückung eigener Gefühle und Bedürfnisse, um Harmonie zu bewahren.

Das Konzept der Fawn Reaction hat seine Wurzeln in der Psychologie, speziell in der Traumatherapie. Ich lernte es im Zusammenhang mit den unterschiedlichen Reaktionen des Organismus auf traumatische Erfahrungen kennen. Der Begriff wurde mir durch die Arbeiten von Pete Walker, einem US-amerikanischen Psychotherapeuten und Traumaspezialisten, in den 2010er Jahren bekannt. Walker beschreibt die Fawn Reaction in seinem Buch »Posttraumatische Belastungsstörung – Vom Überleben zu neuem Leben«.[2] Darin erklärt er, wie Menschen mit einer komplexen posttraumatischen Belastungsstörung diese Überlebensstrategie entwickeln können. Walker argumentiert, dass die Fawn Reaction oft in der Kindheit entsteht, wenn Kinder in einem Umfeld aufwachsen, in dem sie ständiger Kritik, Vernachlässigung oder Missbrauch ausgesetzt sind. Um zu überleben, die Zuneigung durch ihre Bezugspersonen zu sichern oder Missbrauch zu vermeiden, entwickeln sie Verhaltensweisen, die darauf abzielen, die Aggressoren zu besänftigen.

Ein anderer psychologischer, neudeutscher Begriff ist zurzeit ebenfalls hoch im Kurs: »People-Pleaser«. Das heißt so viel wie: »Allen-alles-Rechtmacher«. Das hat ganz sicher einen Bezug zu unserem Thema, weshalb ich im Laufe des Buches Verbindungen zur Fawn-Reaktion herstelle.

Zunächst lässt sich zusammenfassen: Wie bei allen Lebewesen reagiert unser Gehirn mit einem Feuerwerk neurobiologischer und neurochemischer Reaktionsmuster auf akuten Stress und lebensbedrohliche Gefahr – man nennt das in der Fachliteratur die Defensivkaskade. Neben dieser Akutreaktion versucht unser Organismus, sich an eine zeitüberdauernde Bedrohung anzupassen, und entwickelt soziale Reaktionsmuster. Die Fawn Reaction oder der »Bambi-Reflex« ist eine Form chronischer Unterwerfung und Überanpassung, die als Reaktion auf Belastungssituationen entsteht, aus denen es kein Entkommen gibt. Sie ist eine kreative Überlebensstrategie in der Kindheit und muss als solche anerkannt und gewertschätzt werden. Im Erwachsenenalter chronisch angewendet, ist sie allerdings meist dysfunktional und kostet den Menschen einen hohen Preis an individueller Lebenszufriedenheit und Selbstverwirklichung. Wie dieser Potenzialverlust genau aussieht, werde ich in den nächsten Kapiteln und in den Fallschilderungen aus meiner Praxis beschreiben.

Noch eine Anmerkung, um ein mögliches Missverständnis vorwegzunehmen: Ich habe die Begriffe »Bambi-Reflex« und »Bambi-Reaktion« weder geprägt noch erstmals im deutschsprachigen Raum eingeführt. Der Begriff kursiert schon länger im Umfeld der Diskussion um Trauma und Traumafolgen. In diesem Buch werde ich die deutschen Bezeichnungen »Bambi-Reflex« und »Bambi-Reaktion« neben dem englischen Terminus Fawn Reaction der Abwechslung halber synonym verwenden, denn sie bedeuten alle das Gleiche und beziehen sich auf eine soziale Traumareaktion.

Der Begriff »Fawning« wurde im Internet aufgegriffen und populärwissenschaftlich gebraucht (und vermarktet: siehe dazu YouTube). Dabei ging bei einigen selbst ernannten Influencern (ohne Trauma-Ausbildung) die Bezugnahme zu Trauma-Erfahrungen und Überlebensstrategien in der frühen Kindheit weitgehend verloren. Das können Sie sehen, wenn Sie diese Begriffe in eine Suchmaschine eingeben.

Der Begriff »People-Pleaser« tauchte in den späten 1990er Jahren auf und wurde von den Vertretern der Transaktionsanalyse in Amerika benutzt, um einen besonderen inneren Kritiker zu benennen: den »Allen-alles-Rechtmacher«. Er kann uns massiv unter Druck setzen, in sozialen Interaktionen alles zu tun, um es den anderen recht zu machen und von allen gemocht zu werden. Auch hier ist der Bezug zur Traumatisierung leider verloren gegangen.

Ich werde Ihnen im ersten Kapitel die sogenannte »Defensivkaskade« der Reaktion unseres menschlichen Gehirns auf Bedrohung und traumatischen Stress vorstellen. Um die einzelnen Reaktionszustände bei Zunahme der Bedrohung und Nähe zum Aggressor (Bedroher, gefürchtetes Objekt) zu benennen, werde ich die englischen Begriffe der »Defensive Cascade« aus der Originalpublikation von Maggie Schauer und Thomas Elbert verwenden und sie mit Großbuchstaben markieren: FREEZE, FLIGHT, FIGHT, FRIGHT, FLAG, FAINT. Die beiden Professoren der Universität Konstanz haben 2010 einen bahnbrechenden Artikel in einer englischen Fachzeitschrift zur Defensivkaskade veröffentlicht und darin die neurobiologischen, neurochemischen Veränderungen und beteiligte Hirnstrukturen als angeborene Reaktionsmuster des Gehirns (Reflexebene) genau beschrieben. Keine Angst, ich werde es kurzhalten.

Uns interessieren in diesem Buch mehr die Coping-Strategien eines Menschen, also die sozialen und psychologischen Reaktionsmuster, insbesondere das chronische Unterwerfungs- und Anpassungsverhalten, das wir bei Kindern in schwierigen familiären Kontexten, aber auch bei Erwachsenen in Paarbeziehungen und im Beruf beobachten können: das, was das Buch im Titel verspricht. Bei diesen Abwehr- und Reaktionsmustern stütze ich mich vor allem auf die Arbeiten von Pete Walker zu den 4Fs – im Englischen sind das **F**light, **F**ight, **F**reeze und **F**awn. Um diese von Walker beschriebenen sozialen Reaktionen von der oben genannten neurobiologischen Defensivkaskade abzugrenzen, werde ich für die sozialen Abwehrmechanismen die deutschen Bezeichnungen in Normalschrift wählen: Flucht, Kampf, Einfrieren und Unterwerfung.

Warum Sie dieses Buch lesen sollten

Mir fallen mehrere gute Gründe ein, warum Sie den »Bambi-Reflex« kennen und etwas darüber wissen sollten. Wenn Sie von diesem Verhalten selbst betroffen sind, können Sie Ihre eigenen Verhaltensmuster durch das Wissen um die Fawn Reaction besser erkennen und begreifen, warum Sie in bestimmten Situationen übermäßig nachgiebig oder unterwürfig reagieren. Sie verstehen, warum Sie eine solche »Harmonie-Sehnsucht« haben. Das kann der erste Schritt zu persönlicher Heilung und zur Stärkung des Selbstwertgefühls sein.

Wenn Sie nicht davon betroffen sind, werden Sie traumatische Erlebnisse und ihre Auswirkungen auf das Verhalten von Mitmenschen besser nachvollziehen können. Dann gelingt es Ihnen, diese »Sehnsucht nach Harmonie« hinter der »Bambi-Reaktion« zu verstehen und sie als sinnvolle Überlebensstrategie auf Traumabelastungen einzuordnen. Das kann helfen, Mitgefühl und Unterstützung für Betroffene zu fördern.

Generell können Sie durch das Wissen um diese Verhaltensweise eine Verbesserung zwischenmenschlicher Beziehungen anstreben. Ein besseres Verständnis der Fawn Reaction kann dazu beitragen, Kommunikationsmuster zu verbessern und Konflikte zu reduzieren. Menschen lernen, sich gegenseitig besser zu verstehen und auf respektvolle Weise zu interagieren. So können auch Prävention und Intervention bei Mobbing und Missbrauch im Umfeld etabliert werden. Im sozialen oder beruflichen Umfeld kann das Wissen über Anpassungs- und Beschwichtigungsverhalten (Fawn Reaction) helfen, missbräuchliche Verhaltensweisen zu erkennen und zu bekämpfen. Es ermöglicht Führungskräften und Pädagogen, angemessene Unterstützungsmaßnahmen zu ergreifen.

Deshalb ist es aus meiner Sicht als Traumatherapeut sinnvoll, sich mit dem Thema zu beschäftigen.

Was Sie in diesem Buch erwartet

Nach der Definition und der Frage nach dem Ursprung des »Bambi-Reflexes« geht es im ersten Teil des Buches um die neurobiologischen Hintergründe der automatisierten Abwehrreaktionen unseres Säugetiergehirns auf äußere und innere Bedrohungen. Diese körpereigenen *neurobiologischen und neurochemischen Reaktionen* bei einem Akutereignis nennt man in der Traumaliteratur die »Defensivkaskade« – eine Kaskade, weil die Abwehrreaktionen Schritt für Schritt von der ersten Alarm-Orientierung hin zum Bedroher bis zu Unterwerfung und Totstellen stufenweise ablaufen. Hält die Bedrohung, zum Beispiel in der Kindheit oder in repressiven Gemeinschaften, über längere Zeit an, entwickeln sich *soziale Reaktionsmuster*, die uns als spezifische Persönlichkeits- oder Charaktereigenschaften imponieren: Dazu gehören Modi der Persönlichkeitsorganisation wie

Flucht-, Kampf- und Erstarrungsverhalten sowie die Fawn Reaction, um die es hier gehen soll. Im Themenfeld der Psychologie des »Bambi-Reflexes« ist es hilfreich, sich mit dem »unsicheren Bindungsstil«, seinen Auswirkungen auf ein zu geringes Selbstwertgefühl und auf Schwierigkeiten bei der Selbstbehauptung zu beschäftigen. Weiter beschäftige ich mich mit der Entwicklung des »Bambi-Reflexes« durch spezifische Erziehungsmuster und Familiendynamiken, vor allem mit zu hohen Erwartungen der Eltern und emotionalem Missbrauch. Im zweiten Teil des Buches geht es um die Manifestationen des »Bambi-Reflexes« im Erwachsenenalter und seine langfristigen negativen Auswirkungen auf die psychische und physische Gesundheit, zwischenmenschliche Beziehungen und beruflichen Erfolg.

Der dritte Teil des Buches heißt »Wege zu Veränderung und Therapie«. Ich beschreibe verschiedene Therapiestrategien, darunter die tiefenpsychologische, kognitive Verhaltenstherapie, die systemische Therapie und die Traumatherapie. Sie können dabei helfen, den »Bambi-Reflex« zu bewältigen und gesündere Verhaltensweisen zu entwickeln. Das soll Ihnen als Leserinnen und Leser einen Überblick über unterschiedliche Therapieansätze verschaffen, ohne dass ich im darauffolgenden Teil über meinen Ansatz der »Teiletherapie« (Ego-State-Therapie, EST) den Anspruch habe, mit dem Buch einen praktischen Hilferatgeber vorzulegen. Meine Vorstellung ist, dass es neben einem Training sozialer Fähigkeiten gelingen kann, mit verschiedenen Ich-Zuständen zu arbeiten, die durch traumatische Erfahrungen entstanden sind und die die innere Dynamik des »Bambi-Reflexes« auf der inneren Bühne reinszenieren. Das wird mit einem Auszug aus einem Therapieverlauf dokumentiert.

Dieses Buch enthält zahlreiche Fallbeispiele aus meiner jahrelangen Praxis, die die verschiedenen Aspekte des »Bambi-Reflexes« und die therapeutischen Ansätze veranschaulichen. Diese Beispiele sollen helfen, die Theorie in der Praxis besser zu verstehen.

Grundlagen und Ursprünge

Teil 1

Kapitel 1: Defensive Reaktionen auf Bedrohung oder wie unser Gehirn auf Gefahr reagiert

Als ich 1991 mit der Aufgabe betraut wurde, als leitender Oberarzt eine Traumastation am Klinikum Nürnberg zu organisieren, konnte ich auf erste Erfahrungen in Bielefeld (Luise Reddemann) und Göttingen (Ulrich Sachsse) mit stationärer Traumatherapie nach Besuchen und Hospitationen in den Abteilungen zurückgreifen. Jenseits psychoanalytischer Modelle zur Arbeit mit traumatisierten Menschen, die in Deutschland bis dato üblich waren, schwappten Innovationen wie Eye Movement Desensitization and Reprocessing (EMDR, Francine Shapiro) oder die Ego-State-Therapie (John und Helen Watkins) über den großen Teich. Sie sorgten für Aufsehen unter der wachsenden Community der Traumatherapeuten.

Die Traumaforschung und in Folge auch die zielgenauere Traumatherapie haben sich im Laufe der Jahre erheblich weiterentwickelt, indem sie ein besseres Verständnis der psychologischen und neurobiologischen Reaktionen auf traumatische Ereignisse erlangen konnten. Ein zentraler Aspekt der Traumaforschung war zu Beginn dieses Jahrhunderts das Konzept der »Flucht-Kampf-Freeze«-Reaktion (Freeze für »Einfrieren«, »Erstarren«): eine automatische Reaktion des Körpers auf bedrohliche Situationen. Auch die Traumatherapie sollte nach einer etwas starren Reihenfolge ablaufen: Stabilisierung, Konfrontation mit dem Trauma und schließlich Integration des Traumas in das weitere Leben. Die moderne Traumatherapie hat sich an vielen Stellen weiterentwickelt und zeichnet sich heute durch eine Reihe spezifischer Ansätze und Methoden aus, die auf den neuesten Erkenntnissen aus Psychotherapie, Neurowissenschaften und Traumaforschung basieren. In der Frühphase meiner Traumatherapie-Ausbildung galten für mich noch die für die 1980er Jahre des letzten Jahrhunderts typischen Überzeugungen: In der Psychoanalyse wurde ein Trauma als überwältigendes, psychisches Ereignis betrachtet, das das Unbewusste beeinflusst und verdrängt wird. Es kann sich durch Symptome, einen Wiederholungszwang und Übertragung in der Therapie äußern. Das Ziel der psychoanalytischen Traumatherapie war es, Betroffenen diese unbewussten Konflikte durch die therapeutische Arbeit ins Bewusstsein zu bringen, um eine Integration und Heilung zu ermöglichen.

Heute würde ich die Frage nach meinem Traumaverständnis anders beantworten. Ich verstehe, basierend auf den Neurowissenschaften und der Hirnforschung, Traumata als tiefgreifende Veränderungen im Gehirn und im Nervensystem. Traumatische Erlebnisse führen zu einer Störung in der Gedächtnisverarbeitung und zur Dysregulation des Nervensystems. Das gilt insbesondere im Bereich des limbischen Systems, das für Emotionen, Gedächtnis und die Stressreaktion verantwortlich ist. Methoden wie EMDR oder somatische Techniken zielen darauf ab, diese dysfunktionalen Prozesse im Gehirn zu normalisieren. Deshalb arbeitet moderne Traumatherapie weniger mit der Analyse und dem Erzählen von Ereignissen, sondern behandelt körperorientiert. Dazu werden keine Berührungen wie in üblichen Körpertherapien genutzt. Ziel ist es, dem gestressten Nervensystem in kleinen Schritten beizubringen, sich selbst zu beruhigen und herunterzuregeln. Ein Hauptaugenmerk liegt auf dysfunktionalen Glaubenssätzen und Kognitionen. Die Teiletherapie geht in ihrem Behandlungsmodell von unterschiedlichen Teilpersönlichkeiten aus, die in unterschiedlichen Situationen unser Denken, Fühlen und Handeln prägen. Eine spezielle Therapierichtung neben Transaktionsanalyse, Schematherapie, Inneres Team und anderen ist die Ego-State-Therapie. Mit ihrer Hilfe kann ein Zugang zu verletzten Kindanteilen und inneren destruktiv wirkenden Anteilen gelingen.

Das Therapieangebot ist weiterhin phasenorientiert. Normalerweise gibt es drei Hauptphasen: Stabilisierung, Traumaverarbeitung sowie Integration und Neuorientierung. Diese drei Phasen sind als grobe Orientierung zu verstehen und nicht klar abgegrenzt; in der Therapie kann man zwischen ihnen hin und her springen. Moderne Traumatherapie ist stark individualisiert, es gibt keinen Einheitsansatz. Jede Person hat eine einzigartige Geschichte. Die Therapie wird angepasst, um den spezifischen Bedürfnissen und der Resilienz des Einzelnen gerecht zu werden.

Trauma – ein kleiner Rückblick

Zu den frühen Ansätzen fallen mir vor allem zwei Namen ein, die in meiner Ausbildung immer eine zentrale Rolle gespielt haben. Sie sind die Lichtgestalten des 19. Jahrhunderts: Sigmund Freud aus Wien und Pierre Janet aus Frankreich. Sie legten mit ihrer Arbeit über Hysterie und traumatische Erinnerungen den Grundstein der Traumaforschung und ihre Arbeiten haben bis heute Einfluss. Freud entwickelte die Theorie, dass traumatische Ereignisse verdrängt werden und sich später als Symptome manifestieren können. Die vielen körperlich und seelisch verletzten Männer (sowie Frauen und Kinder?) im Ersten und Zweiten Weltkrieg beschleunigten die Erforschung von Kriegsneurosen (heute als »Posttraumatische Belastungsstörung« (PTBS) bekannt). Das führte zu einem besseren Verständnis der Auswirkungen von Kriegstraumata auf Soldaten.

In den 1950er und 1960er Jahren des 20. Jahrhunderts begann mit der Einführung der Psychopharmakologie die Erforschung der biologischen Grundlagen von Traumata. Forschungen an Universitäten über Stressreaktionen und das Nervensystem nahmen zu und führten zu einer raschen Zunahme des Wissens über die menschliche Psyche unter toxischem Stress. Ein weiterer Meilenstein wurde in den 1970er Jahren gelegt: Die Diagnose »Posttraumatische Belastungsstörung« (PTBS) wurde im Diagnostic and Statistical Manual of Mental Disorders (DSM-III, 1980) offiziell berücksichtigt. Das war ein entscheidender Moment der Anerkennung dieser Diagnose und des zugrunde liegenden Leidens im Bereich der Psychiatrie, der die Traumaforschung weiter vorantrieb.

Als ich mich ab 1975 bei meiner Ausbildung zum Psychoanalytiker in Göttingen für Traumatherapie zu interessieren begann, war das Feld noch stark von psychoanalytischen Glaubensüberzeugungen geprägt. Diese verengten den Blick auf das Problem. Es galt damals noch als Tabubruch, vom freudschen Denken abzuweichen und sich für Publikationen aus dem Bereich Hirnforschung, Neurobiologie oder Stressforschung zu interessieren. Aber die Fortschritte in der Neurobiologie und bei Bildgebungstechnologien (wie fMRT) haben mein Verständnis der Auswirkungen von Traumata auf das Gehirn vertieft und öffneten meinen Blick. Funktionelle Magnetresonanztomografie (fMRT) ist eine nicht invasive Untersuchungsmethode, dank der wir »die Arbeit« des Gehirnes bei unterschiedlichen Aufgaben dokumentieren können.

Forscher wie Bessel van der Kolk und Judith Herman haben wichtige Beiträge geleistet, indem sie die biologischen und psychologischen Mechanismen von Traumata erforschten. Ihre Bücher[3] wurden ins Deutsche übersetzt und mit Begeisterung gelesen. Die neurobiologische Forschung heute untersucht die Rolle von Hirnstrukturen wie der Amygdala, dem Hippocampus und dem präfrontalen Kortex in der Verarbeitung von Traumata und Stressreaktionen. Sie versucht, die Entstehung von Dissoziation zu erklären. Unser Wissen über die Reaktion von Menschen auf traumatischen Stress wurde auf sechs unterscheidbare Reaktionsmomente erweitert. Darum soll es in den folgenden Unterkapiteln gehen.[4]

Noch ein Tipp: Wenn Sie sich im Moment nicht für die Neurobiologie der Notfallreaktion des Gehirns auf Bedrohung und Lebensgefahr interessieren, dann empfehle ich Ihnen, gleich Kapitel 2 aufzuschlagen und mit den sozialen Reaktionen auf Stressbelastung im Alltag weiterzumachen.

Die sechs Überlebensreaktionen 6F: die Defensivkaskade des Gehirns

In der klinischen Traumatheorie hat die Wissenschaft in den letzten Jahren durch intensive Studien an Tieren und Menschen ein Kaskadenmodell defensiven Verhaltens entwickelt.[5] Ausgehend von Arbeiten zum Tiermodell und kürzlich auch nachgewiesen im Humanbereich konnte gezeigt werden, dass defensives Verhalten durch unser Nervensystem dynamisch in sechs

Schritten organisiert ist. Mit zunehmender Nähe zu Gefahr und Bedrohung und den beim Individuum vorhandenen Bewältigungsmöglichkeiten ändert es sich. Bei der Beschreibung der sechs Haltepunkte der Defensivkaskade stehen in den neurobiologischen Arbeiten vor allem die *körpereigenen, physiologischen Reaktionen und Veränderungen im Gehirn* an erster Stelle. Sie werden, wie angekündigt, im Folgenden auf Englisch und in Großbuchstaben genannt.

Unser Organismus hält verschiedene neurobiologische Möglichkeiten bereit, um auf eine akute Gefahr und Bedrohung zu reagieren und unser Überleben wahrscheinlicher zu machen. Ich lege meinen Ausführungen die Originalarbeit von Maggie Schauer und Thomas Elbert aus dem Jahre 2010 zugrunde, in der die speziellen neurobiologischen und neurochemischen Veränderungen im Gehirn für die einzelnen Stressmuster bei Bedrohung von Säugetieren und Menschen beschrieben wurden.[6] Um es noch einmal deutlich zu sagen: Bei der Beschreibung der 6F von Schauer und Elbert geht es nur um die Reaktion des Organismus auf (lebens-)bedrohliche Reize, um das physiologische Erbe unserer Phylogenese vom Knorpelfisch bis zum Homo sapiens.

Bei der vorgestellten Abwehrkaskade handelt es sich um unterschiedliche Reaktionsmuster, die bei der Annäherung an ein gefürchtetes Objekt auftreten.

Wir können also grob zwei Szenarien für diese Bedrohungssituationen unterscheiden: Ein Mensch/Tier ist in Gefahr und hat Möglichkeiten, zu flüchten oder zu kämpfen, oder ein Mensch/Tier ist in Lebensgefahr, kann nicht mehr entkommen und sich nur totstellen. Ich möchte Ihnen die sogenannten 6F der Abwehrreaktion auf Bedrohung an einem Beispiel erläutern.

Stellen wir uns eine Traumasituation vor: Herr Blau sitzt in einem Café und liest Zeitung. Plötzlich hört er einen Knall auf der Straße. Herr Blau schreckt hoch, erstarrt und sieht sich um. Er sieht, wie die anderen Menschen im Café reagieren, möglicherweise nimmt er Kontakt mit ihnen auf. Sein Gehirn arbeitet, um die Quelle der Störung und die Art der potenziellen Gefahr auszukundschaften. Bei Elbert und Schauer heißt dieser Zustand FREEZE, »Aufmerksame Unbeweglichkeit« (»Attentive Immobility«) oder »Orienting Respone« (kurz OR). Diese Orientierung ist eine automatische Reaktion des Organismus auf neue, unerwartete oder bedeutsame Reize.

Wenn nichts weiter passiert, wird Herr Blau denken »Es war nur die Fehlzündung eines Motorrades« und sich wieder der Zeitung widmen. Wenn die Bedrohung zunimmt, wird Herr Blau nach einem Fluchtweg Ausschau halten, hochspringen und loslaufen. Das nennen wir FLIGHT: Flucht oder Vermeidung der Bedrohung.

Wenn Herr Blau bemerkt, dass es keinen Fluchtweg gibt, ein Mann mit einer Pistole das Café betritt und in die Decke schießt, wird er schnell überlegen, ob er den Angreifer allein oder mit anderen niederkämpfen kann. Das nennen wir FIGHT: Kampf und aktiver Widerstand gegen oder Konfrontation mit der Bedrohung.

Wenn der Angreifer zu mächtig ist und keine Chance besteht, ihn auszuschalten, ändert sich die Situation grundlegend: Aus der Gefahr ist eine Lebensgefahr ohne Fluchtmöglichkeit geworden. Herr Blau erstarrt, wirkt äußerlich bewegungslos, aber in seinem Inneren sucht er nach einer Überlebensstrategie.

Als FRIGHT bezeichnet man einzufrieren und unbeweglich zu werden oder die Unfähigkeit, auf die Bedrohung zu reagieren. Dieser Zustand heißt in der englischen Literatur »Tonic

Immobility«, tonische Unbeweglichkeit. Die Muskelspannung ist dabei also noch erhalten. Auch die Begriffe »Unresponsive Immobility« oder auch FRIGHT, was so viel wie »Schock« bedeutet, werden in diesem Zusammenhang benutzt. In der deutschen Traumaliteratur hat es sich eingebürgert, diesen Erstarrungszustand bei Menschen »Freeze« zu nennen, was nicht ganz korrekt ist, weil der Begriff eigentlich die Orientierungsreaktion (OR) im ersten Schritt (siehe oben) meint.

Wenn die Bedrohung anhält, die Lebensgefahr stärker wird und keine Aussicht auf Rettung besteht, wird Herr Blau immer weiter »abschalten«, sich dem Willen des Täters unterwerfen und aufgeben – das heißt im Englischen SUBMIT. Jetzt schwindet die Muskelspannung, weshalb der Zustand als atonische Bewegungslosigkeit oder FLAG (steht für »schlaff werden«, »erlahmen«) bezeichnet wird: Der Organismus schaltet ab, der eigene Wille wird aufgegeben.

Was dann noch folgt, ist, dass Herr Blau vielleicht ohnmächtig wird (»fainting«) und auf dem Boden liegt, als wäre er tot. Wir sprechen von FAINT: Ohnmacht als extreme Form der Stressreaktion, bei der ein Organismus auf eine überwältigende Bedrohung mit Tonusverlust und Kollaps reagiert.

Diese sogenannten 6Fs sind die Verteidigungsreaktionen bei Menschen und höheren Säugetieren in einer Situation, in der sich die Gefahr durch einen Aggressor durch räumliche Annäherung steigert und zu einer Bedrohung potenziert, aus der man nicht mehr flüchten kann. Die Kaskade FREEZE – FLIGHT – FIGHT – FRIGHT – FLAG – FAINT ist eine kohärente Sequenz von sechs Furchtverhaltensweisen. Diese treten als Überlebensreaktionen des Organismus nacheinander auf. Im nächsten Abschnitt sollen diese einzelnen Zustände genauer untersucht, dargestellt und erläutert werden.

Die neurobiologischen Marker der Defensivreaktionen

Bezüglich der neurobiologischen Veränderungen innerhalb der sechs Haltepunkte der Defensivkaskade gelten folgende Hinweise: Die ersten drei defensiven Reflexe der sogenannten »Defensivkaskade« werden primär vom sympathischen Nervensystem, die zweiten vom parasympathischen Nervensystem orchestriert. Die tonische Immobilisierung (Stufe 4) ist eine Übergangszone, in der beide autonomen Nervensysteme, Sympathikus und Parasympathikus, aktiv sind. Zur besseren Veranschaulichung siehe Abbildung 1 mit den 6 Haltestellen (6F) der Reaktion des Organismus auf Bedrohung und Lebensgefahr.

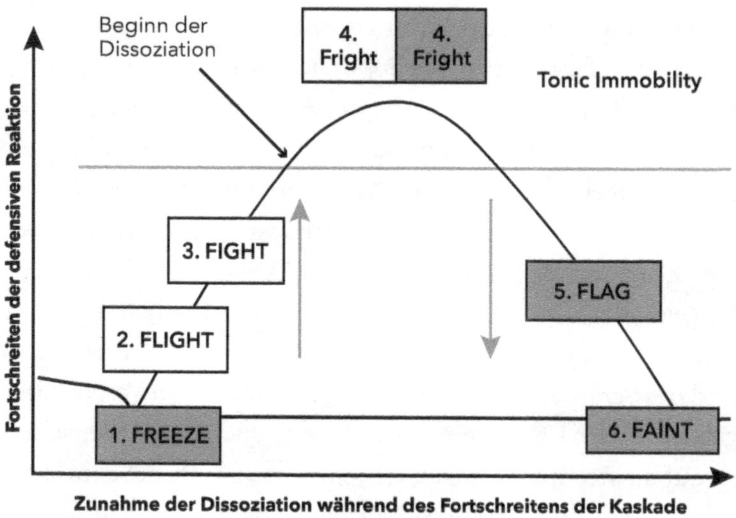

Abbildung 1: Die Defensivkaskade (Dunkle Felder: parasympathisch; helle Felder: sympathisch), orientiert an Schauer & Elbert 2010

Im Folgenden sollen die genannten Reaktionsmodi auf Stress und Bedrohung im Einzelnen betrachtet werden.

Die FREEZE- oder Orientierungs-Reaktion ist die automatische Reaktion eines Organismus auf neue, unerwartete oder bedeutsame Reize: Stop – look – listen! Umgangssprachlich nennen wir so etwas »Schrecksekunde«. Habe ich zu Beginn meiner Ausbildung in Bezug auf das klassische Stressreaktionsmodell noch gelernt, dass diese Orientierungsreaktion mit sympathischer Erregung (erhöhter Puls und Blutdruck) verbunden ist, zeigen neuere Forschungen im Gegensatz dazu, dass die anfängliche Reaktion auf aversive Stimuli eher durch eine parasympathische Verringerung als durch eine Erhöhung der Herzfrequenz gekennzeichnet ist und von einer Unterbrechung der Schreckreaktion begleitet wird.[7] Diese »Angst-Bradykardie« (Aufmerksamkeits- oder Alarmreaktion) umfasst eine motorische Hemmung, konzentrierte Aufmerksamkeit auf die Bedrohung und eine Verlangsamung der Herzfrequenz.[8]

Forscher fanden bei psychophysiologischen Untersuchungen heraus, dass sich die Richtung der physiologischen Reaktion wenige Sekunden nach dem Auftreten eines bedrohlichen Reizes umkehrt und zu einer Beschleunigung des Herzschlags und einer Verstärkung des Schreckreflexes führt. Es gibt also eine Zunahme der sympathikotonen Aktivierung. Diese vorübergehende Pause, das Innehalten vor der Mobilisierung von Handlungen, wird mit einer verstärkten Sinneswahrnehmung und der Verarbeitung kontextbezogener Details in Verbindung gebracht. Der Körper eines Tieres oder auch eines Menschen ist auf die Reizquelle hin ausgerichtet, er »friert« in Sekundenschnelle ein und geht vom Normalzustand in eine aufmerksame Unbeweglichkeit über – deshalb spricht man in der englischen Literatur von »Attentive Immobility«. Eine Person in diesem Zustand bleibt stehen, schaut, hört zu und bewertet die Situation anhand der Frage: »Bin ich sicher oder bin ich in Gefahr? Muss ich lebensrettende Maßnahmen ergreifen?« Diesen Zustand der Informationssammlung, durch den sich der Körper auf weitere Stufen der Defensivreaktion vorbereitet, bezeichnet man als Hypervigilanz oder Hyperarousal: auf der Hut, wachsam und bereit sein zu agieren. Bei Menschen scheint es mir relevant, zwischen verschiedenen Szenarien zu unterscheiden, in denen ein Mensch eine Bedrohung wahrnimmt: Entweder er ist ganz auf sich gestellt oder er reagiert in einer Gemeinschaft. Es ist sicher leicht zu verstehen, dass sich eine Person, deren Wahrnehmung der Welt im Alltag in dieser Position verharrt, in einem dauernden Spannungs- und Erregungszustand befindet (Hyperarousal). Die Welt ist für sie ein »gefährlicher Ort«, an dem man ständig auf der Hut sein muss.

Abhängig von früheren Erfahrungen im Leben, den potenziellen Fluchtmöglichkeiten sowie der Einschätzung der relativen Stärke einer Person in Bezug zum Angreifer entscheidet sich ein Individuum im nächsten Schritt zwischen FLIGHT, also der Flucht, und FIGHT, dem Kampf. Diese beiden Verteidigungsreaktionen werden erst durch die massive Zunahme der sympathischen Erregung möglich, da sie zur Umsetzung viel Energie verbrauchen. Das geschieht auf zwei Wegen.

Der schnelle Weg: Über die Nervenbahnen des sympathischen Nervensystems im Rückenmark gelangt die Information »Gefahr« zum Mark der Nebenniere, einer kleinen Zellstruktur, die auf dem oberen Pol der Niere sitzt. Dort werden Adrenalin und – in geringerem Maß – Noradrenalin ausgeschüttet. Beide Hormone nennt man auch Katecholamine. Sie treiben unter anderem den Herzschlag und den Blutdruck in die Höhe, sorgen für eine größere Anspannung der Muskeln und bewirken, dass mehr Blutzucker freigesetzt wird. Dadurch können die Muskelzellen besser versorgt werden. Betroffene erzählen von einem »Flash«, einer Blitzaktivierung, die durch den Körper rast. Man ist hellwach und voller Energie.

Der langsame Weg: Die Amygdala (Brandmelder des Gehirns) informiert den Hypothalamus, dass Gefahr in Verzug ist. Der Hypothalamus schüttet hormonelle Botenstoffe aus, unter anderem das Corticotropin-Releasing-Hormon (CRH). Es wirkt auf die Hypophyse (Hirnanhangdrüse im Gehirn) und sorgt dafür, dass ein weiteres Hormon freigesetzt wird: Adrenocorticotropin (kurz ACTH). Es gelangt über das Blut zur Rinde der Nebenniere und stimuliert die Freisetzung des Stresshormons Kortisol. Dabei handelt es sich um ein lebenswichtiges Glukokortikoid, das noch weitere Funktionen im Körper hat. Ist es im Übermaß vorhanden, kann es den Körper allerdings schädigen.

All diese Hormone und das sympathische Nervensystem sorgen dafür, dass unser Körper mehr Sauerstoff und Energie bekommt, um schnell zu handeln: rennen und flüchten oder kämpfen.

Im Verlauf der Defensivkaskade folgt auf die anfängliche Orientierungsreaktion (FREEZE) der Versuch zu fliehen und, wenn das nicht gelingt, zu kämpfen – der Organismus ist extrem erregt. Schauer und Elbert fassen diesen Prozess treffend zusammen: »Es kommt zu einer ›Alarmreaktion‹ mit sympathischer Erregung und sympathisch modulierter Nebennierenausschüttung, die es dem Organismus ermöglicht, einen Gegenschlag zu führen (Beschleunigung der Herzfrequenz, Erhöhung des Blutdrucks und Vasokonstriktion). Auf zentraler Ebene werden

Endorphine ausgeschüttet, um den Schmerz zu reduzieren, und damit werden die somatosensorische Wahrnehmung und das Bewusstsein gedämpft.«[9]

Diese massive Zunahme sympathischer Erregung hat Nebenwirkungen: Beim Menschen kann es zu Schwindelgefühlen, Benommenheit, Herzklopfen, trockenem Mund, Betäubung, Muskelverspannungen und einem Gefühl der Reizbarkeit kommen.

Unter FRIGHT (Erstarren) versteht man die Unbeweglichkeit oder Unfähigkeit, auf die Bedrohung zu reagieren. Scheitern die Flucht- oder Kampfreaktionen, wird die Schreck-Reaktion ausgelöst: wenn keine Fluchtmöglichkeit oder kein Sieg im Kampf mehr möglich erscheinen oder es zu direktem Körperkontakt mit dem Aggressor kommt. Diese sogenannte »tonische Immobilität« (TI) ist eine unwillkürliche Reaktion, die durch die Wahrnehmung einer unvermeidbaren, tödlichen Gefahr ausgelöst wird. Sie ist von einer reversiblen tiefgreifenden motorischen Hemmung und einer relativen Unempfindlichkeit gegenüber externen Reizen gekennzeichnet und kann zwischen Sekunden und Stunden anhalten. Charakteristisch sind neben der tonischen Unbeweglichkeit ein schneller Herzschlag (Tachykardie > 100 Herzschläge pro Minute), schnelle Durchblutung (Vasokonstriktion) inklusive Bluthochdruck, Hyperalertheit, hohe emotionale Erregung und Angstreaktionen, durch die der Zorn/Hass aus der Kampfphase (FIGHT: dritte Haltestelle der Kaskade) jetzt weitgehend unterdrückt wird.

»Fright kann als der Wendepunkt verstanden werden, an dem der Übergang von der Anstiegs- zur Abstiegsphase stattfindet, die im Wesentlichen ununterbrochen in die Ohnmacht übergeht. Die bevorstehende Phase ist durch eine Koaktivierung des Sympathikus und des Parasympathikus gekennzeichnet [...].

Der hohe duale autonome Tonus ist als Risiko für den plötzlichen Herztod bekannt [...].«[10]

In den letzten Jahren wurden systematische Studien bei Menschen basierend auf retrospektiven Berichten und Fragebogenmessungen mit TI-Skalen durchgeführt, die durch objektive biologische Aufzeichnungen bestätigt wurden. Sie lassen vermuten, dass TI auch Bestandteil traumatischer Reaktionsmuster von Menschen im Hochstress ist.[11]

»Die Erfahrung von TI bei Menschen wurde zuerst durch Einzelberichte von kindlichem sexuellen Missbrauch und durch Überlebende einer Vergewaltigung bestätigt; diese Überlebenden berichteten, dass sie während der Überfälle unwillkürliche körperliche Unbeweglichkeit, Zittern, Schütteln, unterdrückte Vokalisierung und verminderte Körpertemperatur erlebt hatten.«[12] Aus der Praxis weiß ich, dass Menschen, die durch massive Bedrohung in diesen Zustand geraten sind, genau die im vorangehenden Zitat genannten Erfahrungen schildern. Nach erlittenen Vergewaltigungen erzählten mir Opfer, dass sie in diesen Momenten oft blitzartig dachten: »Wenn ich mich noch weiter wehre, bringt mich der Täter um.« Deshalb ist die tonische Immobilisierung eine Überlebensstrategie durch Unterwerfung und Passivität.

Obwohl die genauen neurobiologischen Auslöser der menschlichen TI erst in Ansätzen entschlüsselt wurden, lassen retrospektive Berichte von Traumaopfern in einer großen epidemiologischen Stichprobe vermuten, dass höhere Werte bei der tonischen Immobilisierung mit der Ausbildung einer PTBS assoziiert sind. In anderen Studien wurde beobachtet, dass retrospektive Berichte über peritraumatische TI mit der Schwere der PTBS-Symptome korrelieren. Mit der tonischen Immobilisierung fällt laut Schauer und Elbert auch die Dissoziation durch Aktivierung des Opioid- und Cannabinoid-Systems zusammen.

Zusammenfassung: tonische Immobilisierung

- Verursacht durch extreme Angst, körperlichen Kontakt mit einem Täter, Einengung und die Erkenntnis, nicht mehr flüchten zu können
- Unterdrückung der natürlichen Gegenaggression bei Bedrohung
- Bis zu 50 Prozent der Opfer von Gewalt erleben tonische Immobilisierung
- Plötzlicher Beginn und Beendigung, Dauer zwischen Sekunden und Stunden
- Gleichzeitig sympathisch und parasympathisch orchestriert
- Beeinträchtigt weder Aufmerksamkeit noch Gedächtnis
- Körpererleben: Zittern und Schütteln, rigide Muskulatur, Kältegefühl, Schmerzunempfindlichkeit, nicht fokussiertes Starren oder zwischenzeitlich geschlossene Augen
- Beginn der Dissoziation

Beim FLAG (Unterwerfen) schaltet der Organismus ab, er geht mit der Aufgabe des eigenen Willens einher. Beim Erleben anhaltender Aggressionen, bei denen das Opfer keine Chance hat, zu flüchten, um sich in Sicherheit zu bringen oder seinen Angreifer zu besiegen (beispielsweise Folter oder Vergewaltigung), wechselt der Körper von einer Überfunktion (Schreck-Reaktion mit gleichzeitiger sympathischer und parasympathischer Aktivierung in der tonischen Immobilisierung) in eine Hypofunktion (Abschalt-Reaktion). Die Aktivierung des parasympathischen Nervensystems und die damit verbundenen Systeme (dorsaler

Vagus-Nerv) in der Phase der tonischen Immobilisierung werden dominant. Sie verursachen eine »Abschalt-Reaktion« des Opfers, einen Zustand, den wir als Kapitulation, Unterwerfung oder »Submit« bezeichnen. Dieser FLAG-Zustand ist durch eine Verlangsamung des Herzschlags (Bradykardie: < 60 Herzschläge pro Minute), eine Verringerung der Durchblutung (Vasodilatation), Muskelentspannung (Hypotonie) und eine Verringerung der Erregung gekennzeichnet.

Hat ein Mensch während des traumatischen Stresses mit Flucht/Kampf reagiert, erzählt er oft von starker posttraumatischer Angst und Erregung, während ein Mensch im FLAG-Zustand in hohem Maße unempfänglich und desensibilisiert ist. Die Muskelversteifung des FRIGHT-Modus geht in Schlaffheit über, die willkürlichen Bewegungen hören auf, ebenso die Sprache. Selbst wenn der Überlebende sich anstrengen würde, käme bei geöffnetem Mund kein Laut heraus.

Laut Schauer und Elbert kommt es an diesem Punkt der Defensivkaskade zu einer Abschwächung der Sinneswahrnehmung innerer oder äußerer Reize. Geräusche und Stimmen werden nicht mehr wahrgenommen, visuelle Reize verblassen oder werden unwirklich – wir nennen das Derealisation (Auflösung der Realitätswahrnehmung). Kinästhetische (Bewegungs-, Stellungs-, Lage- und Spannungssinn des Körpers), somästhetische (die Fähigkeit, den eigenen Körper wahrzunehmen) und nozizeptive Reize (Schmerzwahrnehmung) scheinen die zentralen Verarbeitungseinheiten nicht mehr zu erreichen. Das führt zu einer veränderten Körperwahrnehmung und Kontrollverlust: Depersonalisation (Auflösung der Wahrnehmung des eigenen Körpers). Alles fühlt sich taub an, als bestünde die Körpergrenze aus Watte. All das ist mit einer aufsteigenden Übelkeit verbunden. Dieser Körperzustand führt dazu, dass viele Patienten mit schwerer Traumatisierung sich selbst verletzen (zum Beispiel schneiden, Kopfschlagen), um das unerträgliche Gefühl des Wahrnehmungsverlustes des eigenen Körpers zu beenden. »Der entscheidende Unterschied zwischen schlaffer und tonischer Immobilität (oder katatonischen Zuständen) besteht darin, dass in einem weiter fortgeschrittenen FLAG-Zustand die emotionale Beteiligung nachlässt, d.h. es werden keine Handlungsdispositionen aufgebaut, und die Gedächtniskonsolidierung wird schwach und das spätere Wiedererinnern schwieriger. Es kann Minuten bis Stunden dauern, bis ein Patient wieder in der Realität orientiert ist.«[13]

Das Opfer hat kapituliert und ist unfähig, Informationen aus der Umgebung zu verarbeiten (kognitives Versagen). Die Emotionen sind betäubt und es versucht, die Schädigung durch den Angreifer in einem »Totstellreflex« zu begrenzen. Diese »Abschalt-Reaktionen« sind umso wahrscheinlicher, wenn das traumatische Ereignis mit Körperflüssigkeiten (zum Beispiel Blut, Urin, Sperma) und einem Ekelgefühl wegen deren Geruch verbunden ist.

Diese »Kollaps-Immobilität« wurde erstmals 1920 in einem Artikel über menschliche Überlebensinstinkte erwähnt und erst in den letzten Jahren der Defensivkaskade als eigenständiger Defensivmodus hinzugefügt. Sie ist von der einsetzenden Dominanz des Parasympathikus gekennzeichnet, wodurch es zu einer verringerten Herzfrequenz, einem verringerten Blutdruck und einem verringerten Sauerstoffgehalt des Gehirns kommt. Die Folgen sind ein Verlust des Muskeltonus (erschlaffen) und die Unfähigkeit zu sprechen oder sich zu bewegen. Das wird von Überlebenden so beschrieben, als würden sie während des Angriffs plötzlich schlafen oder wären kurz davor, in Ohnmacht zu fallen. Die neuronalen »Embodiment«-Schaltkreise – das

System im Gehirn, mit dem ein Mensch seinen Körper fühlen kann – ist stark beeinträchtigt. Die dissoziativen Zustände (Derealisation und Depersonalisation) erreichen jetzt ihren Höhepunkt.

Zusammenfassung des Zustandes der Unterwerfung

- Massive parasympathische Stimulation mit extremem Abfall der Herzrate und des Blutdruckes
- Beginnende Gefühle von Ohnmacht, »Schläfrigkeit« und Bewusstseinsverlust
- Verlust des Muskeltonus
- Oft begleitet vom »Gefühl besiegt zu sein«
- Kann durch die Exposition von Blut, Einstiche in die Haut oder Messer ausgelöst werden
- Ist oft verbunden mit heftigen Schamgefühlen bei den Opfern nach dem Ereignis

FAINT (Ohnmacht) ist eine extreme Form der Stressreaktion, bei der ein Organismus auf eine überwältigende Bedrohung mit Ohnmacht oder Kollaps reagiert. Die Körperfunktion ist auf dem niedrigsten Niveau, Informationen (sensorisch, interozeptiv, emotional, kognitiv, Ort, Zeit, Geschehen) werden vom Gehirn weder verarbeitet noch im Gedächtnis gespeichert.

Diese Traumareaktionstypen sind in der Regel sehr spezifisch für eine Person und prägen ihren Umgang mit Stress im Laufe des Lebens. Somit reagiert ein erwachsener Mensch individuell auf bestimmte Arten von Auslösern im Lebensalltag. Dabei kann es sich um reale oder um vermeintliche Bedrohungen in Beziehungskontexten handeln, die bewusst oder unbewusst an das erfahrene Traumaszenario erinnern, oder auch um innerpsychische Konfliktmuster, die auf der inneren Bühne für Verwirrung sorgen. Es ist mir wichtig zu betonen, dass diese 6F-Reaktionstypen nicht starr sind. Menschen zeigen in verschiedenen Situationen unterschiedliche Reaktionen.

Die Entwicklungsgeschichte der Abwehrreaktionen

Die Entwicklung von Orientierungsreaktion, Flucht, Kampf, Einfrieren, Unterwerfen und Ohnmacht als Abwehrreaktionen lässt sich von den frühesten Tieren bis hin zum modernen Menschen nachverfolgen. Diese Reaktionen sind grundlegende Überlebensstrategien, die im Laufe der Evolution verfeinert und angepasst wurden. Menschen haben zwar hochverfeinerte Reaktionsmodi auf Stress, aber bei Bedrohung und Lebensgefahr können sie automatisiert auf die frühen Abwehrmechanismen (Tierabwehr) zurückgreifen – sie sind alle in den tiefen Schichten unseres Gehirns gespeichert. Hier ist eine kleine Übersicht über diese Reaktionen und ihre Entwicklung.

Flucht als Fähigkeit, schnell auf Bedrohungen zu reagieren und zu fliehen, ist eine der ältesten Abwehrreaktionen. Bereits einfache Organismen wie Plattwürmer zeigen Fluchtreaktionen durch schnelle Bewegung oder Rückzug. Kampfverhalten, also physische Auseinandersetzung, ist ebenfalls eine uralte Strategie von Tieren, um sich zu verteidigen oder Dominanz zu zeigen. Selbst bei primitiven Wirbellosen sind Kampfreaktionen zu beobachten. Wenn es keine Möglichkeit gibt, sich von der Bedrohung wegzubewegen oder den Bedroher zu beseitigen, beginnt der Modus des Erstarrens und Totstellens. Die Absicht dabei ist schlau: Die Einfrierreaktion dient dazu, sich vor Räubern unsichtbar zu machen. Bei vielen Insekten und anderen wirbellosen Tieren ist das Einfrieren eine gängige Methode, um nicht entdeckt zu werden, da jagende Tiere oft nur Objekte erkennen, die sich bewegen. Was sich nicht bewegt, könnte auch Aas sein – und wer will sich schon den Magen verderben!

Schon bei Fischen ist das sympathoadrenale System (SAS) gut entwickelt: Sie aktivieren den Kampf-oder-Flucht-Mechanismus durch Adrenalin und Noradrenalin. Wir finden auch ein Hypothalamus-Hypophysen-Interrenales System (HPI), das, vergleichbar mit der Hypothalamus-Hypophysen-Nebennieren-Achse (HPA-Achse) bei Säugern, durch Cortisolausschüttung den Stress reguliert. Auf der Verhaltensebene werden Fluchtreflexe (zum Beispiel der Mauthner-Zell-Reflex), Tarnung und Schwarmverhalten als einfache Schutzmechanismen beschrieben.

Bei Amphibien und Reptilien, bei denen mehr Potenzial für Mobilität vorhanden ist (es gibt Arme und Beine), hilft sich das Tier durch schnelle Bewegungen und Sprünge, um der Bedrohung zu entkommen. Frösche beispielsweise können große Sprünge machen. Was Kampfmöglichkeiten angeht, sind giftige Bisse (wie bei Schlangen) und körperliche Auseinandersetzungen (wie bei Krokodilen) typische Reaktionen. Amphibien wie Frösche und einige Reptilien verharren bewegungslos, um von Räubern nicht entdeckt zu werden (Einfrieren).

Bei den Amphibien finden wir erste komplexe Stressreaktionen, die HPA-Achse beginnt sich zu entwickeln. Corticosteron ist in diesem Zusammenhang ein wichtiges Stresshormon. Erste territoriale und aggressive Verhaltensweisen zur Verteidigung beginnen sich zu entwickeln. Die nächste Entwicklungsstufe sind Reptilien mit einer deutlich verbesserten hormonellen Steuerung und zielgerichtetem Verhalten. Jetzt ist die HPA-Achse wie bei uns Menschen vollständig ausgebildet, Corticosteron steuert Stressreaktionen und die Energiebereitstellung. Wir finden komplexere Flucht- und Verteidigungsstrategien wie Mimikry, Drohgebärden und körperliche Angriffe.

Diese Verteidigungsstrategien (Flucht, Tarnung, Aggression und Warnrufe) können auch bei Vögeln identifiziert werden. Zusätzlich imponiert ihr gezieltes Gruppenverhalten: In vielen Fällen versammeln sich Vögel in Gruppen, um sich gegenseitig zu schützen. Durch das Zusammensein in einer Gruppe können sie potenzielle Gefahren besser erkennen und gemeinsam reagieren.

Kommen wir nun zu den Säugetieren:

- **Flucht:** Viele Säugetiere, wie Gazellen, sind für schnelle Fluchtbewegungen prädestiniert.
- **Kampf:** Körperliche Stärke und Waffen wie Hörner oder Klauen werden zur Verteidigung eingesetzt. Auch territoriale Kämpfe sind verbreitet.
- **Einfrieren:** Viele Säugetiere nutzen das Einfrieren, um nicht entdeckt zu werden. Hasen beispielsweise bleiben oft regungslos, wenn ein Räuber in der Nähe ist.
- **Unterwerfen:** Soziales Verhalten wie Unterwerfen und Demutsgesten sind bei vielen Säugetieren zur Vermeidung von Konflikten und zum Aufbau sozialer Hierarchien üblich. Das ist interessant, weil es uns etwas über den »Bambi-Reflex« erzählt.
- **Ohnmacht:** Bei einigen Tieren, wie Opossums, ist die vorgetäuschte Ohnmacht (Thanatose) eine Strategie, um Räuber abzuschrecken. Im Englischen heißt sich totstellen »playing opossum«.

Primaten und Menschen verhalten sich ähnlich, heben sich aber von den vorgenannten Säugetieren ab. Ich fasse das Bekannte noch einmal kurz zusammen.

- **Flucht:** Menschen und andere Primaten nutzen Fluchtstrategien, um sich vor Bedrohungen zu schützen. Das umfasst auch die Kletterfähigkeiten vieler Primatenarten.
- **Kampf:** Menschen und Primaten verteidigen sich durch physische Auseinandersetzungen. Der Gebrauch von Werkzeugen und Waffen hat diese Fähigkeit bei Menschen erheblich erweitert.
- **Einfrieren:** Auch bei Menschen kann das Einfrieren in bedrohlichen Situationen beobachtet werden, oft als kurzfristige Reaktion auf plötzliche Bedrohungen.
- **Unterwerfen:** Soziale Hierarchien und Unterwerfungsgesten sind bei Primaten und Menschen zur Konfliktvermeidung und Gruppenbildung von Bedeutung: »Bambi-Reflex«.
- **Ohnmacht:** Menschen können in extremen Stresssituationen (Blutabnahme) oder bei überwältigenden Bedrohungen in Ohnmacht fallen (vagovasale Synkope). Diese Reaktion kann sowohl psychisch als auch physisch bedingt sein.

Diese Reaktionen entwickeln sich im Tierreich, sind zunehmend komplex und anpassungsfähig. Während einfache Organismen grundlegende Reaktionen wie Flucht und Kampf nutzen, haben sich bei höherentwickelten Tieren und insbesondere beim Menschen soziale und kognitive Strategien entwickelt, die eine differenzierte und flexible Anpassung an Bedrohungen ermöglichen. Die maximale Anpassungsfähigkeit von Primaten und Menschen geht mit einer erweiterten kognitiven Verarbeitung von Bedrohungen einher, zum Beispiel durch gezieltes Planungsverhalten, durch Täuschung, durch Kooperation, die Befähigung zur Selbstreflexion und eine bewusste Entscheidungsfindung der höheren Säugetiere zur Stressbewältigung.

Von einfachen Fluchtreflexen bei Fischen bis zu komplexen sozialen und kognitiven Abwehrmechanismen beim Menschen hat sich die Reaktion auf Bedrohungen im Lauf der Evolution zunehmend spezialisiert und effizient reguliert. Besonders wichtig war die Entwicklung der HPA-Achse, der sozialen Kooperation und kognitiver Strategien. Sie ermöglichen es dem Menschen, flexibel auf Gefahren zu reagieren.

Anpassungs- und Beschwichtigungsverhalten und soziale Rangordnungssysteme

Bis zu diesem Punkt meiner Beschreibungen der Reaktionsweisen des Organismus auf traumatischen Stress war mein Blick auf das sogenannte »Defensivsystem« mit seinen 6Fs (FREEZE – FLIGHT – FIGHT – FRIGHT – FLAG – FAINT) gerichtet. Lassen Sie mich das Ganze in einen größeren Rahmen einordnen.

Jaak Panksepp (1943–2017) war ein estnisch-amerikanischer Neurowissenschaftler und Psychologe, der als Begründer der affektiven Neurowissenschaft international bekannt wurde. In seiner Forschung konzentrierte er sich auf die neurobiologischen Grundlagen von Emotionen, insbesondere bei Säugetieren. Sie hatte weitreichende Auswirkungen auf die Psychologie, Psychiatrie und Neurowissenschaften. Sein einflussreichstes Buch ist »Affective Neuroscience: The Foundations of Human and Animal Emotions«, das eine Brücke zwischen Neurowissenschaften, Psychologie und Psychotherapie schlägt – leider bisher nur in englischer Sprache.[14] Der Forscher entwickelte eine Theorie der »primären Affekt- oder Verhaltenssysteme«, die grundlegende emotionale Netzwerke im Gehirn beschreibt. Diese Systeme sind tief in der Evolution verankert, steuern emotionale Reaktionen und Verhaltensweisen bei Menschen und Tieren. Sie sind von Geburt an da und müssen nicht erlernt werden. Diese sieben primären emotionalen Systeme sind:

- SEEKING (Erkundung, Neugier, Motivation)
  Beispiel: Jemand sucht nach Nahrung oder neuen Erfahrungen.
- FEAR (Angst, Fluchtverhalten)
  Beispiel: Jemand weicht einer Bedrohung aus und flieht.
- RAGE (Wut, Aggression)
  Beispiel: Ein Tier verteidigt sein Territorium und greift an.
- LUST (sexuelles Verlangen, Fortpflanzung)
  Beispiel: Balzverhalten bei Tieren
- CARE (Fürsorge, Bindung)
  Beispiel: Eine Mutter kümmert sich um ihr Kind.
- PANIC/GRIEF (Trennungsschmerz, Verlustangst)
  Beispiel: Ein Kind weint, wenn es von seiner Mutter getrennt wird.
- PLAY (Spielverhalten, soziale Interaktion)
  Beispiel: Welpen raufen spielerisch miteinander.

Diese Systeme sind in subkortikalen Gehirnregionen (zum Beispiel im limbischen System) verankert und steuern unser Verhalten unbewusst, noch bevor der Neokortex kognitive Prozesse hinzufügt. Die Handlungssysteme RAGE und FEAR gehören zu dem im ersten Abschnitt des Kapitels beschriebenen System der Defensivkaskade von Schauer und Elbert. Die durch den Sympathikus orchestrierte Überaktivierung (Hyperactivation) löst erst Flucht und dann Kampfreaktionen aus und wird daraufhin durch die parasympathische Aktivierung zu einer Unterreaktion (Hypoactivation) mit Erstarren, Dissoziation und Totstellen. Über die sieben angeborenen Handlungssysteme hinaus hatte sich Panksepp in seinem Hauptwerk schon Gedanken zur Existenz eines sozialen Dominanz-Systems (Social-Ranking-System, SRS) gemacht. Er schreibt: »Die vorstehende Aufzählung (Die sieben Affektsysteme – Anm. d. Autors) erhebt keinen Anspruch auf Vollständigkeit oder Ausschließlichkeit. Vielleicht gibt es auch ein soziales DOMINANCE-System im Gehirn, und wie schon mehrfach betont wurde, gibt es sicher auch intrinsische neuronale Substanzen für viele andere grundlegende affektive ›motivatorische‹ Gefühle wie Hunger ...«[15] In darauffolgenden Jahren beschränkte er seine Forschungstätigkeit auf die sieben genannten Affektsysteme und blieb uns leider eine Antwort auf die Frage schuldig, ob Dominanz und Unterwerfung ein angeborenes Affekt- und Handlungssystem des Organismus darstellen.

Für uns interessant sind die Überlegungen aus der jüngsten Zeit, die der Traumatherapeut Arun Mansukhani in seinem Artikel »Trauma, Attachment and Affective Behaviour Systems: Implications for EMDR Therapy« an die geschilderten Affektivsysteme nach Panksepp anschließt, mit der er den Faden des Social-Ranking-Systems wieder aufgreift.[16] Er betont, dass neben dem schon benannten Defensivsystem auch andere Systeme wie das Bindungs-, Sozialrang-, Sexual- und Lust-/Suchsystem durch Traumata dysreguliert werden können – eine Behauptung, die eine neue und noch wenig beachtete Hypothese darstellt. Diese Systeme sind interaktiv und können sich gegenseitig beeinflussen. So kann beispielsweise das Sexualsystem mit dem Bindungs- oder Sozialrangsystem verknüpft sein, was bei bestimmten Verhaltensweisen oder Störungen relevant ist. Mansukhani hebt in seinen Arbeiten hervor, dass die Aktivierung dieser Systeme durch verschiedene Ängste motiviert wird, die je nach Bedrohungsszenario die genannten Systeme aktivieren oder hemmen. Er beschreibt folgende Möglichkeiten:

- **Verteidigungssystem:** Angst vor Angriffen und Tod,
- **Bindungssystem:** Angst vor Vernachlässigung und fehlender Fürsorge sowie
- **Sozialrangsystem:** Angst vor Demütigung, Machtlosigkeit und sozialer Ausgrenzung.

Für uns interessant ist das SRS. Lassen Sie mich an dieser Stelle ein paar Befunde mitteilen, die ich in Bezug auf das Thema Fawn Reaction dazu gefunden habe: Der britische Psychologe Paul Gilbert untersucht in seinem Buch »The Compassionate Mind«[17] das Konzept des Sozialrangsystems und dessen Auswirkungen auf das psychische Wohlbefinden. Er argumentiert, dass unser Gehirn evolutionär darauf programmiert ist, soziale Hierarchien im Gruppenkontext zu erkennen und unseren Platz darin zu bestimmen, um uns darin zu positionieren. Um das Überleben und die soziale Akzeptanz zu sichern, ist dieses System für alle sozialen Lebewesen wichtig. Nach Gilbert beeinflusst das SRS unser Selbstwertgefühl sowie unser Verhalten in Gruppen sehr stark und ist eng mit Emotionen wie Scham und Angst vor sozialer Ablehnung verknüpft. Gilbert betont auch, dass das ständige Vergleichen mit anderen und das Streben nach höherem Status zu negativen Emotionen wie Scham, Angst und Depression führen kann, besonders wenn wir uns als unterlegen empfinden.

In den oben zitierten Arbeiten von Mansukhani und Gilbert fand ich Hinweise darauf, dass Menschen, die Anpassungs- und Beschwichtigungsverhalten (»Fawning«) zeigen, in der Vergangenheit einschneidende Erfahrungen mit Autoritätspersonen wie Eltern, Lehrern oder Partnern gemacht hatten, die ihnen gegenüber oft unberechenbar oder missbräuchlich waren. Diese Menschen mussten schmerzlich lernen, dass Unterwerfung und Anpassung die sichersten Strategien sind, um Konflikte oder Strafen zu vermeiden. Meine Erkenntnis aus der zurzeit vorliegenden Literatur zum Thema SRS ist, dass es bei allen sozialen Wesen die Beziehungshierarchien reguliert. Das kann bei Menschen mit Trauma-Erfahrungen in der Kindheit dazu führen, dass diese sich automatisch in die Rolle des Untergeordneten begeben. Besonders wenn die Bedrohung von einer übergeordneten Person (zum Beispiel einem narzisstischen Elternteil oder dominanten Partner) kommt, kann das SRS stark auf Fawn-Reaktionen programmiert werden. Die traumabedingte Dysregulation des Sozialrangsystems kann sich in zwei gegensätzlichen Verhaltensweisen äußern.

- **Übermäßige Unterwerfung:** Personen meiden Konflikte, neigen zu Selbstzweifeln und ordnen sich anderen extrem unter: der »Bambi-Reflex«.
- **Starke Dominanz:** Menschen kompensieren Unsicherheiten durch übertriebene Machtdemonstrationen, Kontrollverhalten oder aggressives Auftreten – etwas, das wir von narzisstischen Persönlichkeitszügen kennen.

Das sind die aktuell existierenden Ideen zur Verbindung zwischen dem »Bambi-Reflex« und den angeborenen Affekt- und Handlungssystemen. Leider ist die Ausbeute an weiterführender

Literatur zu diesem Thema noch sehr spärlich und es braucht weitere wissenschaftliche Forschung.

Nachdem wir uns nun ausführlich mit den Akutreaktionen auf Bedrohung und traumatischen Stress beschäftigt haben (Defensivkaskade), spannen wir unseren Blick etwas weiter. Im Zentrum steht dabei die Überlegung, welche sozialen Auswirkungen diese zumeist frühkindlichen Erfahrungen für die Persönlichkeitsentwicklung und Stresscoping-Strategien im Alltag eines Menschen erwarten lassen.

Kapitel 2: Soziale Reaktionen auf traumatischen Stress

Die im letzten Kapitel vorgestellte Defensivkaskade, die häufig auch als »Stressreaktionskaskade« bezeichnet wird, beschreibt eine hierarchische Reaktion des Nervensystems auf wahrgenommene Bedrohungen aus einer neurobiologischen Sicht. Die einzelnen Reaktionsmuster sind angeboren, müssen nicht erlernt werden und erfolgen automatisch. In ihnen spiegelt sich unsere Entwicklungsgeschichte wider: vom Knorpelfisch vor 400 Millionen Jahren, der bei Gefahr nur erstarren konnte, bis zu uns, dem Homo sapiens sapiens, dem mehrere Optionen zur Verfügung stehen.

Wir werden nun den sozialen Kontext betrachten, in dem diese Reaktionsmuster im Alltag auftauchen. Sie basieren auf den neurogenen Stressreaktionsantworten des Gehirns bei Wahrnehmung einer Bedrohung, wie in Kapitel 1 beschrieben. Allerdings sind sie mehr als eine hirnphysiologische Reaktion. Es sind *Gewohnheitsbildungen* und *Persönlichkeitszüge*, die sich als Folge der Nutzung dieser Reaktionsmuster in der Persönlichkeit eines Menschen verankert haben. In ihnen ergänzen sich angeborene Überlebensprogramme um Bindungserfahrungen zu wichtigen Bezugspersonen unserer frühen Kindheit und Lebensereignisse, die einen Lernprozess erzwungen haben. Spätere Erfahrungen können diese geprägten Muster verstärken oder abschwächen. Aus meiner Praxis möchte ich Ihnen ein Beispiel für den *Kampfmodus* schildern. Ich habe zum Schutz der jeweiligen realen Person die persönlichen Daten aller Fallbeispiele in diesem Buch verändert.

• • • • • Marta ist 34 Jahre alt und bekleidet eine Stabsstelle in der öffentlichen Verwaltung einer Stadt. Sie gilt als zuverlässig, engagiert und ihre Kollegen schätzen vor allem ihre Durchsetzungsfähigkeit. Doch es gibt auch Stimmen in ihrem Team, die sie als »ständig angespannt« und »schnell gereizt« beschreiben. In Konfliktsituationen, so heißt es, reagiere sie oft mit übermäßiger Härte oder ziehe sich gekränkt komplett zurück. Im Gespräch mit mir kommen wir auf frühe traumatische Erfahrungen aus der Kindheit zu sprechen. Marta wuchs in einem instabilen und sehr belastenden Elternhaus auf. Ihre Mutter litt unter Depressionen, war emotional für Marta abwesend und nicht verfügbar. Ihr Vater hatte ein starkes Kontrollbedürfnis und bestrafte sie für kleinste Fehler. Sie lernte früh, dass sie sich nur durch Wachsamkeit und Kampf behaupten konnte. Gefühle von Ohnmacht oder Hilflosigkeit durfte sie nicht zeigen, sonst wäre sie angreifbar gewesen. Von den Eltern wurde sie als aufsässig und bockig bezeichnet. Obwohl meine Patientin mittlerweile ein unabhängiges Leben führte, war ihr Nervensystem weiterhin darauf programmiert, sich gegen jede Form von Kontrolle oder Kritik zu wehren. Auch in der Beziehung zu Freunden fiel es ihr schwer, Nähe zuzulassen. Wenn ihr Partner ihr ein Feedback gab oder Wünsche äußerte, fühlte sie sich sofort angegriffen, reagierte gereizt oder distanziert. Martas Nervensystem war aufgrund ihrer frühen Erfahrungen auf einen ständigen Kampfmodus eingestellt. Ihr Körper erkannte in allen Beziehungen Bedrohungen, wo keine waren, und reagierte automatisch mit Widerstand, um

sich zu schützen. Dieser Schutzmodus war sicher in der Kindheit eine sinnvolle Lösungsstrategie, aber im erwachsenen Leben war er dysfunktional – er machte Marta einsam und die Arbeitskollegen mieden sie wegen ihrer Unbeherrschtheit.

In meinen Gesprächen mit Marta konnte ich mir ein Bild davon machen, wie in ihrer Kindheit bei Stress immer wieder der Verteidigungsreflex FIGHT aus dem Kaskadenmodell von Schauer und Elbert unbewusst aktiviert wurde. Sich zu wehren und zu kämpfen wurde zu Martas Grundmuster bei Akutbelastung.

Der Terminus *Kampfmodus* zur Beschreibung von Martas Verhalten in der Gegenwart als erwachsene Frau steht für eine soziale Coping-Strategie bei Belastung und Bedrohung im Hier und Jetzt. Er geht über den im ersten Kapitel beschriebenen neuroendokrinologischen Regelkreis hinaus. Bei Belastung in den Kampfmodus zu gehen, bedeutet, nicht vor der Gefahr wegzulaufen, sondern sich zu stellen. Kampfmodus meint die Ausbildung eines inneren Schemas, eines Handlungsprogramms, das typisch und prägend für die Persönlichkeit eines Menschen wird. Wir würden vielleicht sagen: Dieser Mensch ist ein Kämpfer, er duckt sich nicht weg wie ein Vermeider, ist niemand, der erstarrt und abwesend wirkt oder sich überfreundlich unterwirft.

In den letzten Jahren wurden diese Reaktionen vor allem in der sozio-psychologischen Literatur des Trauma-Copings genauer beschrieben und umfassen heute vier verschiedene Reaktionsmuster. Folgende Begriffe haben sich umgangssprachlich eingebürgert:

- Fluchttyp,
- Kampftyp,
- Erstarrungstyp und
- Unterwerfungstyp.

Neu sind weitere Muster mit den englischen Bezeichnungen »Flop« und »Tend-and-Befriend«, die in der Literatur auftauchen. Jede dieser Reaktionen repräsentiert eine Strategie des Überlebens in stressigen oder gefährlichen/lebensbedrohlichen Situationen des Lebensalltags. Welcher dieser Funktionstypen sich letztendlich im Charakter eines Menschen generalisiert, hängt von verschiedenen Umständen ab.

- Welcher Art von Stressbelastung war ich als Kind und Jugendlicher ausgesetzt: emotionale Belastung, seelischer Missbrauch, sexuelle und/oder körperliche Gewalt?
- Welche neurophysiologischen Zustände (Kaskadenmodell) wurden durch die Belastung wie oft und wie intensiv ausgelöst?
- Gibt es eine angeborene Bereitschaft des Organismus zu einer spezifischen Stressreaktion (transgenerationale Weitergabe von Trauma)?
- Gibt es ererbte Persönlichkeitszüge von den Eltern? Zum Beispiel hat die Ausprägung von »Extroversion« und »Introversion« einen hohen genetischen Anteil.
- Welche soziale Reaktion hat sich als besonders effektiv erwiesen?

Jede dieser genannten Reaktionen hat eine spezifische Funktion und dient als soziale Überlebensstrategie. Pete Walker schreibt dazu: »Eine Überlebensstrategie eignet man sich an, um weiterer Traumatisierung vorzubeugen, ihr zu entgehen oder sie abzumildern.«[18] Sie wird automatisch und unbewusst aktiviert, je nach Wahrnehmung der Bedrohung und individuellen Erfahrungen und Fähigkeiten der Person.

Positive Eigenschaften sozialer Reaktionsmuster

Der bekannte Kinderanalytiker Donald Winnicott führte den Begriff der »ausreichend guten Mutter« (good enough mother) in die Psychoanalyse ein: Es braucht keine »optimale« Supermutter, sondern eine Mutter, die in der Lage ist, auf die Bedürfnisse des Babys einzugehen – zumindest so weit, dass sich das Baby nie komplett verlassen fühlt. Wir dürfen getrost davon ausgehen, dass alle von uns, die auf eine »ausreichend gute Kindheit« (good enough childhood) zurückblicken können, ein Repertoire an flexiblen Reaktionen auf Gefahr ausgebildet haben und diese auf gesunde Weise einsetzen können. Das, was wir Kampf-Reaktion nennen, gestattet uns im Alltag, dosiert und klug angewandt, eine Fähigkeit zur guten Abgrenzung gegen Überforderung von außen (und innen: Stichwort »innerer Kritiker«), zu einer fairen Durchsetzungsfähigkeit gegenüber anderen und einen, wenn nötig, aggressiven Selbstschutz. Zusätzlich fördert gesunde Selbstbehauptung Eigenschaften wie Tatkraft, Mut und Führungsstärke.

Der Flucht-Instinkt hilft uns, uns rechtzeitig zurückzuziehen, uns von einer Störquelle zu distanzieren und uns einmal vorübergehend aus- und abzukoppeln, falls die Abgrenzungsmaßnahmen im ersten Schritt nicht ausreichen.

Wenn wir das Reaktionsmuster Erstarren nicht ausschließlich aus Traumasicht betrachten, kann es auch bedeuten: Ich bin in der Lage, mit dem Kämpfen und Flüchten aufzuhören, wenn weitere Aktivität oder Widerstand sinnlos und kontraproduktiv für mich wären. Ich halte still und verschaffe mir Zeit zum Nachdenken, um die Gefahr und meine Handlungsoptionen besser einschätzen zu können. Auf Dauer lerne ich so, Gefahren besser einzuschätzen, und schärfe meine Beobachtungsgabe.

Wenn wir aus »Unterwerfung« einfach »mich zurücknehmen« machen, ohne dabei kriecherisch zu wirken, stellt das eine wichtige Eigenschaft für das soziale Zusammenleben dar. Ich bin in der Lage zuzuhören, abzuwarten, zu helfen und Kompromisse zu schließen. Das alles sind wichtige Voraussetzungen für Fairness und Menschenfreundlichkeit.

Leider ist es aber so, dass Personen, die in ihrer Kindheit wiederholt traumatischen Erlebnissen ausgesetzt waren, häufig eine übermäßige Abhängigkeit von einer oder zwei spezifischen Bewältigungsstrategien entwickeln, die dann charakterprägend werden. Die Fixierung auf eine einzige Überlebensstrategie schränkt nicht nur den Zugang zu anderen Optionen ein, sondern beeinträchtigt auch die Fähigkeit, jegliche Abwehrmechanismen abzulegen und Entspannung zu finden. Das wiederum führt dazu, dass das gesamte Erleben der betroffenen Person verkümmert, sich verengt und langfristig Beeinträchtigungen erfährt.

Soziale Reaktion auf Stress und Gefahr

Die drei sozialen Defensivreaktionen des Menschen auf Gefahr oder ein traumatisches Ereignis – Flucht, Kampf, Einfrieren – haben mich lange begleitet. Sie wurden nach meinem intensiven Studium der Defensivkaskade von Schauer und Elbert auf ein Wissen um die 6F-Reaktionen des autonomen Nervensystems erweitert. Diese menschlichen Überlebensinstinkte waren für mich die prototypischen Reaktionen und ich verband sie immer mit Patienten, die schwere Vernachlässigung und/oder körperliche und sexuelle Gewalt in der Kindheit und Jugend erlebt hatten. Diese Sichtweise hat sich in den letzten Jahren verändert. Zum einen weckten die Fawn Reaction und die in den USA verbreitete populäre Literatur dazu mein Interesse, zum anderen wurde mir bewusst, dass sich diese oben beschriebenen Reaktionen auf Stress nicht nur bei schwer traumatisierten Menschen finden, sondern auch bei Personen, die kein schweres Trauma erleiden mussten. Ich ging der Frage nach, wie sich die in Bezug auf Traumata beschriebenen sozialen Überlebensreaktionen im Verhalten, im Denken und Fühlen, in der Art der Beziehungsgestaltung usw. im Hier und Jetzt aufspüren lassen. Wie zeigen sich die neurobiologischen Reaktionsmuster im Sozialverhalten? Wie beeinflussen diese prototypischen Reaktionen die Persönlichkeitsentwicklung?

Dabei stieß ich im englisch- und deutschsprachigen Raum nicht nur auf immer mehr Literatur zum »Bambi-Reflex«, sondern auch auf Vorschläge zur Erweiterung der sozialen Reaktionsmuster auf Stress und Bedrohung: »Flop« (diese Reaktion tritt auf, wenn die Person in einer extremen Stresssituation kollabiert oder vollständig passiv wird) und »Tend-and-Befriend« (diese Reaktion tritt auf, wenn die Person versucht, die Bedrohung durch soziale Bindung oder Freundschaft zu entschärfen). Letzteres wurde unter der Bezeichnung »Stockholm-Syndrom« bekannt.

Walker argumentierte, dass die Fawn Reaction oft in der Kindheit entstehe, wenn Kinder in einem Umfeld aufwachsen würden, in dem sie ständiger Kritik, Vernachlässigung oder

Missbrauch ausgesetzt seien. Um zu überleben und die Zuneigung oder zumindest das Fehlen von Missbrauch durch ihre Bezugspersonen zu sichern, würden diese Kinder Verhaltensweisen entwickeln, die darauf abzielten, die Aggressoren zu besänftigen, also sich ihnen zu unterwerfen. Ich schließe mich der Einschätzung von Pete Walker an, wenn er schreibt: »Bambi-Menschen suchen Sicherheit, indem sie sich an die Wünsche, Bedürfnisse und Anforderungen anderer Menschen anpassen oder mit ihnen verschmelzen. Sie verhalten sich, als würden sie unbewusst glauben, dass der Preis für eine Beziehung das Opfern all ihrer Bedürfnisse, Rechte, Vorlieben und Grenzen ist.«[19]

In der Traumafachwelt wird diese Reaktion inzwischen als vierter sozialer Reflex auf traumatische Ereignisse gesehen. Im Folgenden werden wir die vier sozialen Reaktionsmuster – wie Walker sie 2013 erstmalig beschrieben hat – und die modernen Ergänzungen dazu betrachten. Ich werde dabei im Gegensatz zur amerikanischen Literatur die Stressvermeidungsreaktion »Flucht« immer als erstes nennen, nicht »Kampf«. Meines Erachtens gibt es gute Gründe anzunehmen, dass Menschen (und wohl auch Tiere) diese Schutzreaktion immer zuerst wählen, wenn es Möglichkeiten gibt, sich vom Ort der Gefahr wegzubewegen, ohne kämpfen zu müssen. Pete Walker nannte die vier Reaktionsmuster in seinen Veröffentlichungen die 4Fs: fight, flight, freeze, fawn. Um diese nicht mit den 6F der Defensivkaskade aus Kapitel 1 zu verwechseln, benutze ich die deutschen Übersetzungen Flucht, Kampf, Einfrieren und Unterwerfung.

Die vier sozialen Anpassungsreaktionen

Pete Walker beschreibt nicht nur, dass die vier sozialen Anpassungsreaktionen Überlebensmechanismen in gefährlichen Situationen sind, sondern auch wie sie sich in sozialen Interaktionen manifestieren können. Menschen mit Trauma-Erfahrungen jeglicher Art können diese Reaktionsmuster in Beziehungen und alltäglichen Interaktionen zeigen, was ihre Fähigkeit beeinflusst, gesunde Beziehungen aufzubauen und zu pflegen. Bezogen auf soziale Interaktionen können sich folgende Muster ergeben:

- **Flucht:** sozialer Rückzug, Isolation oder übermäßige Selbstbeschäftigung,
- **Kampf:** kontrollierendes oder dominierendes Verhalten gegenüber anderen,
- **Einfrieren:** soziale Passivität oder Schwierigkeiten bei der Teilnahme an sozialen Aktivitäten,
- **Unterwerfung:** Vernachlässigung eigener Bedürfnisse zugunsten anderer sowie Aufrechterhaltung ungesunder Beziehungen.

Walkers Konzept der vier Überlebensstrategien hilft dabei, die vielfältigen und oft komplexen Reaktionen von Menschen auf Traumata und chronischen Stress zu verstehen und bietet einen Rahmen, um gesündere Bewältigungsstrategien zu entwickeln. Im Anschluss daran werde ich noch moderne Weiterentwicklungen vorstellen, nämlich »Flop« (Kollabieren) und »Tend-and-Befriend« (Bedrohungen durch soziale Bindungen zu entschärfen).

Der soziale Stress-Reaktionstyp Flucht

Die Flucht-Reaktion ist ein evolutionärer Mechanismus, der es Menschen und Tieren ermöglicht, gefährlichen Situationen zu entkommen, an einem sicheren Ort in Deckung zu gehen und vielleicht Hilfe und Trost zu erhalten. Wenn jemand eine Bedrohung wahrnimmt, kann die automatische körperliche Reaktion darin bestehen, zu fliehen, um sich in Sicherheit zu bringen. Denken Sie an kleine Kinder, die bei einer Bedrohung versuchen, den sicheren Hafen Mama anzusteuern und den legendären Rockzipfel zu fassen zu kriegen.

Während der Flucht-Reaktion durchläuft der Körper eine Reihe physiologischer Veränderungen, siehe Kapitel 1. Zur Erinnerung: Wir erleben eine Zunahme des Herzschlages, eine Erhöhung des Blutdrucks, ein Vertiefen der Atmung, die Erhöhung des Muskeltonus und die Freisetzung der Stresshormone Adrenalin, Noradrenalin und Kortisol. Im Gegenzug dazu vermindern sich nicht lebensnotwendige Funktionen: Der Verdauungsprozess wird verlangsamt, da der Körper seine Energie auf die Flucht konzentriert. Auch das Schmerzempfinden wird gedämpft (Cannabinoid-System).

Zu diesen körperlichen Begleiterscheinungen kommen ganz wesentliche psychologische Aspekte. Die Flucht-Reaktion kann zu einer intensiven Angst oder Panik führen, die den Drang verstärkt, der Bedrohung zu entkommen – was im ersten Moment sinnvoll erscheint, da die Angst vor dem Bedroher Menschen und Tiere zu unglaublichen Höchstleistungen im aktiven Entkommen anstachelt. Menschen, die auf Stress chronisch mit Fluchtverhalten reagieren, können Symptome von Angststörungen oder Panikattacken entwickeln.

Die langfristigen Auswirkungen sind folgende: Während die Flucht-Reaktion in akuten Gefahrensituationen überlebenswichtig sein kann, kann eine chronische Aktivierung dieser Reaktion zu negativen gesundheitlichen Auswirkungen führen, wie zum Beispiel:

- **chronischer Erschöpfung:** Dauerhafte Alarmbereitschaft führt zu Energieverlust und Erschöpfung und damit verbunden zu
- **Schlafstörungen:** Der Körper kann Schwierigkeiten haben, zur Ruhe zu kommen, sich zu entspannen und in den Schlaf zu finden;
- **Angststörungen:** Ständige Fluchtgedanken können zu generalisierter Angst oder Panikstörungen führen.

Welche speziellen typischen Persönlichkeitsmerkmale kann man bei Menschen finden, die diesen Abwehrmodus als Erwachsene häufig nutzen? Unter meinen Patienten in Klinik und Praxis gibt es viele ängstliche oder vorsichtige Personen, die eine Neigung zur Vermeidung haben. Ihre Strategien sind primär Flucht und Distanzsuche. Bei Erfolg dieser Reaktion wird dieses Verhalten über positive Feedback-Schleifen im Gehirn verstärkt und brennt sich durch das Belohnungssystem Dopamin im Gehirn ein. Dopamin ist ein Neurotransmitter, also eine chemische Substanz, die Signale zwischen Nervenzellen im Gehirn überträgt. Es ist eng mit dem sogenannten Belohnungssystem des Gehirns verknüpft und wird freigesetzt, wenn wir angenehme Erfahrungen machen, wie zum Beispiel Essen, soziale Interaktionen, sexuelle Aktivitäten oder das Erreichen eines Ziels. Dieses »Belohnungssignal« motiviert uns, bestimmte Verhaltensweisen zu wiederholen, die für unser Überleben und Wohlbefinden wichtig sind.

Über Jahre des Gebrauchs dieser Strategie bilden sich dann typische Persönlichkeitsmerkmale aus. Dazu gehören: Neigung zu Ambivalenzen im Denken (die Flucht ins Vage, um sich nicht festlegen zu müssen), unruhige Beine oder Füße (psychomotorische Erregung durch Herumzappeln bei innerer Anspannung) und die Neigung zu Suchtverhalten, Essstörungen oder Drogenmissbrauch.

Meist beginnt das schon in der Kindheit, besonders zählen frühe Erfahrungen: Personen, die in der Vergangenheit durch Flucht oder Vermeidung von Problemen erfolgreich waren, neigen eher zu dieser Reaktion, wie Matteo im folgenden Fallbeispiel.

• • • • • Matteo war das einzige Kind seiner Eltern, die beide von seiner Geburt an hohe Erwartungen an ihn hatten. Sein Vater, ein ehemaliger Profifußballer, wollte, dass er in seine Fußstapfen trat. Bereits in jungen Jahren fühlte sich Matteo zum Sport gedrängt – nicht aus Leidenschaft, sondern um dem Wunsch seines Vaters zu entsprechen, dass sein Sohn ein erfolgreicher Fußballer werden sollte. Der Vater war streng und forderte Perfektion, sodass jede sportliche Niederlage oder auch kleine Fehler zu harten Worten und scharfer Kritik führten. Matteo musste sich immer wieder sagen lassen: »Wie kannst du nur so versagen?« Für Matteo wurde die ständige Anspannung, die Erwartungen seines Vaters erfüllen zu müssen (und auch zu wollen), immer unerträglicher.

Kritik traf Matteo tief, und obwohl er verzweifelt versuchte, es seinem Vater recht zu machen, schien nichts gut genug zu sein. Anstatt sich zur Wehr zu setzen oder zu versuchen, seinen Vater davon zu überzeugen, dass er sein Bestes gab, entwickelte Matteo unbewusst eine andere Überlebensstrategie: Flucht.

Anfangs war die Flucht eher symbolisch. Matteo zog sich stundenlang in sein Zimmer zurück und versuchte, den Druck und

die Vorwürfe zu verdrängen, oder er lenkte sich mit Computerspielen ab. Er stellte sich vor, andere Eltern zu haben oder in einem anderen Land zu leben - an einem Ort, an dem niemand von ihm erwartete, perfekt zu sein, und wo er sich geliebt fühlte, egal ob er ein Spiel gewann oder verlor. Die Realität sah jedoch anders aus, und so begann Matteo, sich auch körperlich zurückzuziehen. Immer öfter fand er Ausreden, um nicht zum Training zu gehen. Er behauptete, krank zu sein oder Schulaufgaben erledigen zu müssen.
Je mehr der Druck zunahm, desto intensiver wurden Matteos Fluchtmechanismen. Mit etwa 14 Jahren begann er, sich in besonders belastenden Situationen heimlich aus dem Haus zu schleichen, zum Beispiel wenn der Vater wieder lautstark über seine »Unzulänglichkeiten« schimpfte. Matteo machte dann lange Spaziergänge, die oft mehrere Stunden dauerten. In der Schule setzten sich die Fluchtmuster fort. Matteo war ein kluger Schüler, doch sobald der Druck zu groß wurde - sei es bei Prüfungen oder Präsentationen -, suchte er nach Wegen, sich der Situation zu entziehen. Er meldete sich krank, wenn er wusste, dass eine große Prüfung anstand, oder er verschwand einfach, ohne jemandem Bescheid zu sagen.
Der Fluchtmodus wurde zu seinem ständigen Begleiter - nicht nur in der Schule und beim Sport, sondern auch in sozialen Beziehungen. Wann immer Konflikte mit Freunden aufkamen oder er sich in sozialen Situationen überfordert fühlte, zog Matteo sich zurück. Er antwortete nicht mehr auf Nachrichten und vermied Treffen, weil er das Gefühl hatte, den Erwartungen anderer nicht gerecht werden zu können.
Als er dann erwachsen war und ich ihn in meiner Praxis kennenlernte, hatte sich dieses Verhalten in seinem beruflichen Leben fortgesetzt. In seinem ersten Job als Marketing-Assistent war er

anfangs motiviert, doch als er mit komplexen Projekten und engen Deadlines konfrontiert wurde, begann er wieder, sich zu entziehen. Anstatt mit seinen Vorgesetzten über seine Schwierigkeiten zu sprechen oder Unterstützung zu suchen, zog er sich zurück. Er ließ Aufgaben unerledigt oder verließ das Büro früher, weil der Druck ihm zu groß wurde. Seine Kollegen wunderten sich über sein plötzliches Verschwinden aus Meetings oder über seinen ständigen Rückzug, aber Matteo fühlte sich wie in einem Kreislauf gefangen: Sobald die Verantwortung zu groß wurde, rannte er davon. Auch in seinen persönlichen Beziehungen war das Fluchtmuster erkennbar. Sobald es ernst wurde und er spürte, dass jemand an ihm interessiert war, begann er, sich emotional zurückzuziehen. Als seine Partnerin anfing, über gemeinsame Zukunftspläne zu sprechen, fühlte Matteo sich überfordert. Er erfand Ausreden, um Treffen abzusagen, und zog sich emotional immer weiter zurück. Schließlich beendete er die Beziehung abrupt, ohne eine Erklärung abzugeben. Er konnte die Vorstellung nicht ertragen, mit den emotionalen Anforderungen konfrontiert zu werden, die eine ernsthafte Beziehung mit sich brachte.

Matteos ständiger »Fluchtmodus« zeigt, wie frühe traumatische Erfahrungen dazu führen können, dass jemand auch im Erwachsenenalter Herausforderungen vermeidet, anstatt sich ihnen zu stellen. Ich versuchte, ihm durch eine gezielte therapeutische Begleitung zu helfen, neue Strategien zu entwickeln, um mit Druck und zwischenmenschlichen Erwartungen umzugehen.

Der soziale Stress-Reaktionstyp Kampf

Wenn die Bedrohung oder der Bedroher zu nah ist und Flucht nicht mehr aussichtsreich, fühlen wir uns buchstäblich »hilf-los«: keine Hilfe in Sicht. Wenn das »Hasen-Programm« des Flüchtens, wie ich es nenne, nicht wirksam ist, dann vielleicht das »Löwen-Programm«: Ich wehre mich und kämpfe gegen die Bedrohung an. Die Kampf-Trauma-Reaktion tritt auf, wenn sich eine Person dazu entschließt, eine Gefahr frontal anzugehen. Die Person (aber auch das Tier) glaubt, dass sie sich in Sicherheit bringen kann, indem sie die Quelle der Gefahr überwältigt und ausschaltet.

Die Kampf-Reaktion ist wie die Flucht-Reaktion eine natürliche Antwort auf Bedrohungen, mit der eine Person aktiv versucht, die Gefahr zu bekämpfen oder zu überwinden. Diese Reaktion wird ebenfalls durch das autonome Nervensystem orchestriert, insbesondere durch den Sympathikus, der den Körper in einen Zustand erhöhter Wachsamkeit und Bereitschaft zum Agieren versetzt. Die physiologischen Veränderungen sind wie oben beim Flucht-Reflex beschrieben, aber etwas intensiver, weil die »Hasen-Angst« nun von Wut und Hass abgelöst wird. Zusätzlich findet sich eine Erweiterung der Pupillen, um die Sicht zu verbessern und die Bedrohung besser wahrnehmen zu können. Die Schmerzbereitschaft lässt weiter nach (Canabinoid-System), was bei einer Verletzung die Überlebenschance steigert. Die Muskelspannung ist hoch, der Mund trocken, der Kopf etwas benommen. Die körperliche Bereitschaft zum Kämpfen und der Wunsch, den anderen »ungespitzt in den Boden zu rammen«, sind notwendig, damit das Vorhaben gelingen kann – vor allem, wenn die Lage eigentlich aussichtslos erscheint. Das nennen wir dann den Mut der Verzweiflung.

Wie schon erwähnt, ist die Kampf-Reaktion auf psychologischer Ebene durch Gefühle von Wut, Aggression und Entschlossenheit gekennzeichnet. Die Angst ist noch da, wird aber nicht mehr gespürt. Der Wahrnehmungsfokus engt sich auf das Ziel des Handelns ein (wie Scheuklappen), und die genannten Emotionen können dazu beitragen, dass eine Person sich nur noch auf die Bekämpfung der Bedrohung konzentriert und entschlossen handelt.

Was für den Augenblick sinnvoll, hilfreich und notwendig sein kann, führt bei chronischem Gebrauch zu langfristigen Folgen. Die chronische Aktivierung dieser Reaktion kann negative gesundheitliche Auswirkungen haben. Dazu gehören

- **erhöhte Aggressivität:** Chronischer Stress kann zu anhaltender Reizbarkeit und Aggressivität führen.
- **Herz-Kreislauf-Probleme:** Dauerhaft erhöhter Blutdruck und Herzfrequenz können das Risiko für Herzkrankheiten erhöhen.
- **Schlafstörungen:** Schwierigkeiten, sich zu entspannen und einzuschlafen, können auftreten.
- **Angststörungen:** Anhaltende Kampfbereitschaft kann zu generalisierten Angstzuständen führen, da man sich ständig bedroht fühlt.

Welche speziellen typischen Persönlichkeitsmerkmale hat ein Mensch, der auf diesen Modus programmiert ist? Unter meinen Patientinnen und Patienten gibt es Menschen mit einer starken, durchsetzungsfähigen Persönlichkeit, mit hoher Energie und einem natürlichen Hang zu Aggression oder Konkurrenz. Sie alle neigen eher zu diesem Kampfmodus. Im Kontakt waren sie bewertend, oft überkritisch, hypervigilant und kontrollierend misstrauisch. Sie sind Schwäche bei sich und anderen feindlich gesinnt. In extremen Fällen fand sich eine selbstzerstörerische, zornige und selbstbeschädigende Tendenz.

Auch dieses Muster lässt sich weit in die Vergangenheit zurückverfolgen, bis in die Schulzeit und den Kindergarten. In der frühen Kindheit haben diese Menschen im Umgang mit ihren Eltern oder Geschwistern gelernt, sich durch Kämpfen schützen oder behaupten zu müssen. Deshalb können sie diese Strategie im Erwachsenenalter in stressigen oder bedrohlichen Situationen anwenden – was nicht immer sozial verträglich ist. Zur Vertiefung eine weitere Fallgeschichte aus meiner Praxis:

• • • • • Marie war sieben Jahre alt, als ihr Leben von ständigen Spannungen und Gewalt in ihrer Familie geprägt wurde. Ihr Vater, ein Mann, der mit eigenen ungelösten Traumata aus seiner Kindheit kämpfte, neigte zu plötzlichen Wutausbrüchen, vor allem wenn er getrunken hatte. In seiner Rage schrie er oft die Mutter an, zertrümmerte Möbel oder bedrohte die Familie verbal. Die Mutter, eine sanftmütige, ruhige Frau, war in dieser Dynamik gefangen und schien nicht zu wissen, wie sie sich oder ihre Tochter schützen konnte.
Eines Abends waren die Auseinandersetzungen besonders heftig: Der Vater schrie lauter als sonst und kam der Mutter bedrohlich nahe. Marie saß in ihrem Zimmer und hörte die Schreie durch die Wand. Ihr Herz raste, und obwohl sie Angst hatte, stürmte sie ohne zu zögern ins Wohnzimmer und mit einem lauten Schrei stellte sie sich zwischen ihre Eltern. Sie begann, mit aller Kraft in die Richtung ihres Vaters zu schlagen und ihre kleinen Fäuste trafen ihn. Sie schrie, dass er sofort aufhören solle. Ihr Vater war einen Moment lang fassungslos - damit hatte er nicht gerechnet. Für einige Sekunden war die Gewalt gestoppt, die Mutter konnte sich in Sicherheit bringen, und Marie stand

keuchend vor ihrem Vater – bereit weiterzukämpfen, wenn nötig. An dieses Ereignis erinnerte sie sich gut und erzählte es mir in den ersten Stunden.

Dieser Moment prägte Maries weitere Entwicklung stark. Obwohl sie das Gefühl hatte, ihren Kampf »gewonnen« zu haben, festigte sich in ihr das Glaubensmuster, dass sie in Situationen der Bedrohung immer aktiv kämpfen musste, um zu überleben. Nur so meinte sie, die Kontrolle über das Chaos in ihrem Leben und dem der hilflosen Mutter erlangen zu können. Doch diese Überlebensstrategie blieb nicht auf ihre Familie beschränkt.

In der Schule zeigte Marie ähnliche Verhaltensmuster. Sie war schnell reizbar und geriet oft in Konflikte mit ihren Mitschülern. Wenn sie sich bedroht oder ungerecht behandelt fühlte, reagierte sie impulsiv und aggressiv. Egal ob in der Pause oder im Klassenzimmer: Marie schreckte nicht davor zurück, sich körperlich oder verbal zu verteidigen. Sie wurde von Lehrern und Mitschülern oft als »schwierig« oder »rebellisch« bezeichnet. Doch in ihrem Inneren sah sie sich nur in der Rolle, die sie zu Hause bereits gelernt hatte: Wenn niemand sonst sie beschützte, musste sie es selbst tun. Jedes Mal, wenn sie kämpfte, spürte sie eine Mischung aus Angst und Macht, die ihr kurzzeitig Erleichterung verschaffte.

Auch als Teenager und junge Erwachsene blieb das Kampfmuster Maries primäre Reaktion auf Stress. In Konfliktsituationen mit Freunden oder Partnern ging sie schnell in die Defensive und verwandelte sich in jemanden, der nicht bereit war, nachzugeben. Sie hielt an der Überzeugung fest, dass es Schwäche bedeuten würde, Kompromisse einzugehen oder sich verletzlich zu zeigen. Der Kampf war ihre Art, die Kontrolle zu bewahren.

In Maries Innerem herrschte eine ständige Anspannung. Sie war davon überzeugt, dass die Welt ein gefährlicher Ort sei, in dem man nur durch Stärke und Kampf überleben könne. Ihre frühen traumatischen Erfahrungen ließen sie glauben, dass Kontrolle nur durch Konfrontation zu erlangen war. Diese Denkweise führte dazu, dass Marie nur selten Momente der Ruhe und Sicherheit erlebte. Ihr Körper und Geist waren ständig in Alarmbereitschaft, immer bereit, auf die nächste Bedrohung mit einem erneuten »Kampf« zu reagieren – eine Art Vorwärts-Verteidigung. Ziel ihrer Therapie bei mir war es, in ihr ein Verständnis dafür zu wecken, dass ihr Kampfmuster eine Überlebensstrategie war, die ihr als Kind geholfen hatte, die sie als Erwachsene aber nicht mehr benötigte. Etwas bei sich zu akzeptieren, das man offen ablehnt und so schnell wie möglich loswerden will, ist gar nicht so einfach. Der Weg zur Heilung war lang. Es fiel ihr schwer, sich von ihrer aggressiven Haltung zu lösen, da sie sich selbst so lange als Kämpferin definiert und diese Fähigkeit perfektioniert hatte, um zu »überleben«. Zu erkennen, dass die Vergangenheit vergangen ist und die Gegenwart keine Wiederholung des ewig Gleichen sein muss, war ein erster Schritt.

In beiden geschilderten Fallbeispielen wird deutlich, dass bei sozialen Reaktionsmustern auf Stress, die mit »Mobilisierung« einhergehen, vor allem das sympathische Nervensystem aktiviert wird. Flucht und Kampf brauchen eine Steigerung des Energieumsatzes und eine Vermehrung von Handlungsoptionen. In der Literatur wird das oft dem männlichen Rollenbild zugeschrieben. Als nächstes geht es um ein Reaktionsmuster, das auf das Gegenteil abzielt: eine Immobilisierungsreaktion, eine Art sozialer Totstellreflex.

Der soziale Stress-Reaktionstyp Einfrieren

Wenn ich nicht flüchten kann, bin ich »hilf-los«, und wenn ich nicht kämpfen kann, bin ich »macht-los«. Was jetzt? Die Möglichkeiten, ein Problem durch Aktivität und Muskeleinsatz zu lösen, sind erschöpft: das Ende des Männlichkeitsmodus. Dann friert die Person vor Angst ein. Dadurch gewinnt sie Zeit, um die Situation besser einzuschätzen. Nach einer gewissen Zeit des Einfrierens kann die Person noch in den Kampf- oder Fluchtmodus zurückspringen, wenn sich eine Lösung abzeichnet, aber je länger das Einfrieren dauert, desto schwerer gelingt das, weil die Muskulatur nach und nach erschlafft.

Bei der Stressreaktion des Einfrierens wirkt eine Person von außen wie gelähmt und fühlt sich wie eingefroren. In diesem Zustand ist es schwierig, sich zu bewegen oder zu handeln, da das Gehirn in einem Überlebensmodus verharrt und die Person in einer Schockstarre gefangen ist. Diese Reaktion kann dazu führen, dass die Person sich emotional abkapselt und sich von ihrer Umgebung distanziert, um sich vor weiterem Schaden zu schützen – die Antennen werden eingezogen. In extremen Fällen kann die Erstarrungs-Reaktion dazu führen, dass eine Person sich nicht mehr bewegen und sprechen kann. Beim Menschen tritt die Erstarrungs-Reaktion häufig in Situationen auf, in denen man sich überwältigt oder hilflos fühlt, zum Beispiel bei einem Überfall oder einer Vergewaltigung. In diesen extremen Fällen ist sie ein Schutzmechanismus, der es dem Individuum ermöglicht, gefährliche Situationen zu überleben, indem es nicht bemerkt wird oder den Angreifer verwirrt. Dieser Mechanismus ist ein Relikt aus unserer Vorgeschichte: Beutejäger im Tierreich reagieren nur auf Objekte, die sich bewegen. Totes muss nicht mehr gejagt werden.

Bei einem Menschen oder einem Tier, bei dem wir eine Erstarrungs-Reaktion beobachten, können wir feststellen: Das Individuum bewegt sich nicht oder reagiert nicht, es verharrt regungslos, es scheint wie eine Schildkröte den Kopf eingezogen zu haben und will sich wegducken. Innen drin aber, im Kopf und im Körper, herrschen weder Ruhe noch Passivität. Der Körper hält den Muskeltonus mit Stresshormonen ein paar Minuten aufrecht, um den Menschen aus der Gefahrenzone zu bringen, falls sich eine Gelegenheit ergibt. Wenn der Kopf beginnt zu realisieren, dass weder Flucht noch Kampf möglich sind, beginnt er daran zu arbeiten, die natürliche Gegenaggression gegen das Verletzt- und Bemächtigtwerden herunterzufahren. Sich weiter körperlich zu wehren, zu schreien, Emotionen zu zeigen und zu kämpfen, könnte die Gefahr der Verletzung (oder Tötung) steigern. So ist die körperliche Energie zum Handeln eine Zeit lang noch da, doch die Handlungsimpulse werden gehemmt. Grund dafür ist, dass es bei dieser Stressreaktion im autonomen Nervensystem zu einer Sympathikusreaktion *und gleichzeitig* zu einer Aktivierung des parasympathischen Nervensystems kommt. Für das, was da simultan im Körper eines Opfers von Bedrohung los ist, hat Peter Levine ein schönes Bild gefunden: Stellen Sie sich vor, Sie treten mit einem Fuß das Gaspedal voll durch (Sympathikus) und stehen gleichzeitig mit dem anderen Fuß auf der Bremse (Parasympathikus) – das muss sich schrecklich anfühlen!

Während der »Freeze«-Reaktion durchläuft der Körper eine Reihe physiologischer Veränderungen, die, je länger sie anhält, immer weniger sympathogene und immer mehr parasympathogene Physiologie zeigt. Das Herz schlägt langsamer, um den Energieverbrauch zu minimieren, die Muskeln entspannen sich und werden bewegungslos. Es kann zu einem Gefühl des Betäubtseins oder der Dissoziation kommen, bei dem die Person sich von der Situation abgekoppelt fühlt, während die Atmung flacher und langsamer wird, um den Energieverbrauch weiter zu reduzieren.

Auf psychologischer Ebene kann die »Freeze«-Reaktion durch intensive Angst und das Gefühl der Hilflosigkeit gekennzeichnet sein, gleichzeitig wird die normale Gegenaggression heruntergefahren. In solchen Situationen kann das Gehirn entscheiden, dass Erstarren die beste Überlebensstrategie ist – besonders wenn das Handeln die Aufmerksamkeit des Bedrohers erhöhen würde.

Es gibt aber auch langfristig negative gesundheitliche und psychologische Auswirkungen auf Menschen, wenn ihr Einfrieren chronisch wird. Dazu gehören:

- **Posttraumatische Belastungsstörung (PTBS):** Wiederholtes Erstarren kann die Wahrscheinlichkeit erhöhen, dass ein Trauma nicht verarbeitet wird. Das wiederum kann zu PTBS und anderen traumabasierten Störungen führen.
- **Dissoziation:** Langfristig kann es zu Dissoziationszuständen kommen, in denen die Person Schwierigkeiten hat, sich mit der Realität zu verbinden.
- **Depression:** Ein Gefühl der Hilflosigkeit und Unfähigkeit, auf Stress zu reagieren, kann Depressionen und Lebensverzweiflung verursachen.
- **Soziale Isolation:** Menschen, die häufig eine »Freeze«-Reaktion zeigen, können Schwierigkeiten haben, sich in sozialen Situationen wohlzufühlen und Verbindungen zu anderen aufzubauen. Das kann mit Scham, Selbstwertzweifeln und der Befürchtung einhergehen, nichts wert zu sein.

Hier stellt sich wieder die Frage nach typischen Persönlichkeitsmerkmalen, die einen Menschen dazu veranlassen, diesen Modus zu bevorzugen. In meiner Praxis habe ich immer wieder Klienten getroffen, die zu Angst oder Schock neigen und sich oft überfordert fühlen. Dieses Überforderungsgefühl führt dazu, dass sie in kritischen Lebenssituationen erstarren. Sie wirken dann verängstigt und eingeschüchtert und man hat immer das Gefühl, sie hätten Angst, erkannt oder gesehen zu werden. Sie verfallen in eine innere und äußere Schreckstarre, wenn im Leben etwas Unerwartetes passiert oder sich ein Schicksalsschlag (beispielsweise der Verlust eines geliebten Menschen) ankündigt.

Viele Menschen müssen in ihrer frühen Kindheit häufig die Erfahrung machen, dass weglaufen, sich hinter der Mutter verstecken oder aufbegehren keinen Zweck haben und die Strafe sogar noch verstärken. In der Folge lernt man schnell, Wut und Gegenaggression zu zügeln, also zu erstarren. Menschen, die in der Vergangenheit in stressigen Situationen erstarrt sind oder gelernt haben, dass die sicherste Option ist, keine Reaktion zu zeigen, reagieren im späteren Leben häufig genau so, wie ein Fall aus der Praxis verdeutlicht.

• • • • • Bianca war 16 Jahre alt, als ein traumatisches Erlebnis ihr Leben für immer veränderte. Sie war mit ihrer besten Freundin und deren Eltern auf dem Weg zu einem Wochenendausflug, als das Auto auf regennasser Fahrbahn die Kontrolle verlor und mit voller Wucht gegen einen Baum krachte. Im Moment des Aufpralls spürte Bianca, wie sich ihr Körper wie in einem Schockzustand verhärtete. Alles schien sich zu verlangsamen und sie konnte nichts tun - weder schreien noch sich bewegen. Es war,

als wäre ihr Geist von ihrem Körper abgeschnitten. Obwohl sie körperlich fast unversehrt blieb, konnte sie in den entscheidenden Sekunden nichts tun, um sich selbst oder andere zu schützen - sie fühlte sich der Situation total ausgeliefert.
Nach dem Unfall fiel Bianca in einen Zustand tiefer Verwirrung. Sie hatte nicht nur Angst vor Autos, sondern auch vor jeder Situation, die sie an die Hilflosigkeit im Moment des Aufpralls erinnerte. In der unmittelbaren Zeit nach dem Unfall schien sie oft in Tagträume zu versinken, in denen sie die Geschehnisse immer wieder durchlebte - und immer wieder war sie wie gelähmt. Ihre Eltern und Freunde bemerkten, dass sie zunehmend in sich gekehrt war und auf Herausforderungen oder Stresssituationen nicht wie früher reagierte. Vorher war Bianca ein fröhliches, geselliges Mädchen gewesen, das keine Probleme hatte, seine Meinung zu äußern oder in sozialen Situationen aktiv zu sein. Doch jetzt war sie still und zog sich immer mehr zurück.
Mit der Zeit zeigte sich, dass Biancas unbewusste Überlebensstrategie »Erstarrung« war - ein Zustand, in dem sie weder kämpfen noch fliehen konnte. Es begann mit kleinen, alltäglichen Situationen: Wenn sie in der Schule unerwartet aufgerufen wurde, erlebte sie sich innerlich und äußerlich wie gelähmt. Früher hätte sie problemlos eine Antwort geben können, aber nun starrte sie nur noch auf das Buch vor sich - unfähig, etwas zu sagen. Sie spürte, wie ihr Herz schneller schlug, ihre Hände begannen zu schwitzen, und doch war sie nicht in der Lage, eine Reaktion zu zeigen. Die Lehrer interpretierten ihr Verhalten als Desinteresse oder Angst vor öffentlichen Auftritten, in Wirklichkeit war Bianca innerlich aber völlig blockiert. Sie fühlte sich zunehmend beschämt und verwirrt, weil sie selbst nicht verstand, warum sie so reagierte und sich diese Reaktion ständig wiederholte.

Das Muster der Erstarrung zeigte sich nicht nur in der Schule, sondern auch in ihrem sozialen Leben. Wenn sie mit Freunden unterwegs war und ein Konflikt aufkam, zog sich Bianca innerlich zurück. Während andere ihre Meinungen äußerten oder versuchten, das Problem zu lösen, saß sie einfach nur still da - unfähig, etwas zu sagen oder zu tun. Ein besonders prägender Moment ereignete sich, als Bianca und ihre Freundinnen abends unterwegs waren und von einer Gruppe Jugendlicher angepöbelt wurden. Während die anderen schnell reagierten und versuchten, die Situation zu entschärfen, stand Bianca wie versteinert da. Sie spürte die Bedrohung und hörte die lauten Stimmen um sich herum, aber sie konnte weder weglaufen noch etwas sagen. Sie war wie gelähmt: Obwohl sie tief in sich das Bedürfnis spürte, etwas zu tun, konnte sie sich nicht bewegen. Erst als ihre Freundinnen sie an der Hand packten und wegzogen, begann sie langsam, wieder zu sich zu kommen. Doch das Gefühl, in dieser bedrohlichen Situation nichts getan zu haben, nagte an ihr. Solche und ähnliche Erfahrungen berichtete Bianca in den Therapiesitzungen. Auch heute, mit 28 Jahren, schildert sie ähnliche Erlebnisse mit ihrem Freund. Immer, wenn Robert in einer Auseinandersetzung die Stimme hebt und emotionaler wird, fühlt sie sich plötzlich hilflos und wie eingefroren. Sie zieht sich dann in ihr Zimmer zurück, legt sich ins Bett und starrt stundenlang an die Decke - unfähig, etwas zu tun oder sich zu bewegen. Es ist, als ob ihr Körper sie zwingen würde, still zu bleiben, selbst wenn ihr Verstand schreit, dass sie etwas tun sollte und nicht vor den notwendigen Klärungsgesprächen mit Robert davonzulaufen.

Ich möchte Sie ein wenig an meinen Schlussfolgerungen und Therapieüberlegungen in diesem Praxisfall teilhaben lassen.

Bianca war 16 Jahre alt, als ein traumatisches Erlebnis ihr Leben für immer veränderte. Die Wucht dieser Erfahrung katapultierte sie zum Selbstschutz in einen dissoziativen mentalen Zustand und es fühlte sich für sie an, als wäre ihr Geist von ihrem Körper abgeschnitten, als stünde sie wie gelähmt neben sich. Biancas Reaktionsmuster im späteren Leben sind in meinen Augen die Folgen ihres unverarbeiteten Unfalltraumas. Ich versuchte, mit gezielten therapeutischen Ansätzen wie EMDR (siehe Kapitel 9), das Erinnerungsnetzwerk an das Trauma zu verändern. Besonders hilfreich waren traumafokussierte Techniken, Körpertherapie und Expositionsübungen, um ihr zu helfen, sich aus der Erstarrung zu lösen und in belastenden Situationen handlungsfähig zu bleiben.

Der soziale Stress-Reaktionstyp »Bambi-Reaktion«

In der Traumaphysiologie unseres Gehirns folgt auf das Erstarren, die atonische Immobilisierung, ein zunehmendes Schwinden der Kräfte in der Muskulatur (atonisch). Alles fühlt sich unreal an (Derealisation und Depersonalisation), die Emotionen sind wie betäubt und die Kognition massiv blockiert. Wir nennen das einen dissoziativen Zustand. Am Ende stehen der Kollaps (FAINT) und das Totstellen. In der Traumaliteratur heißt dieser Reaktionszustand »Submit« (Unterwerfung): Die eigene Willensfreiheit ist massiv gestört bis aufgehoben. Das alles wird durch die Aktivität des Parasympathikus erzwungen.

Es gibt aber eine weitere Spielart der Unterwerfung, die nicht mit totalem Zusammenbruch und Ohnmacht, sondern im Gegenteil mit ganz viel Aktivität (Sympathikus) einhergeht und das Ziel hat, durch Demutsverhalten und Nettigkeit zu deeskalieren. Es ist ein proaktives, aktionsgesteuertes Verhalten zur Traumavermeidung im Vorfeld einer möglichen Eskalation: »Fawn« (Rehkitz) oder »Fawning«, im Deutschen also der »Bambi-Reflex« oder die »Bambi-Reaktion«.

Die Reaktion eines Rehkitzes besteht darin, dem Angreifer gegenüber unterwürfig zu sein, um ihn nicht zu reizen und ihn zu beschwichtigen. Die Logik dahinter: Wenn ich mich dem Aggressor unterwerfe, ist es weniger wahrscheinlich, dass er mir Schaden zufügt (den ich nicht überlebe). Dieses Verhalten ist im Tierreich häufig zu beobachten, wo Konflikte durch unterwürfiges Verhalten vermieden werden. Unterlegene Tiere bieten Demutsgesten an, um vor der Aggression verschont zu bleiben.

Was für uns hier interessant ist: Die »Bambi-Reaktion« ist eine automatische Antwort des Körpers auf Bedrohung oder Stress. Eine Person versucht, einer Bedrohung durch Unterwerfung, Anpassung und Beschwichtigung zu entkommen. Diese Reaktion tritt oft bei Menschen auf, die in ihrer Vergangenheit traumatische Erfahrungen gemacht haben, insbesondere wenn sie mit missbräuchlichen oder kontrollierenden Personen interagiert haben. Diese Menschen haben als Kinder im Elternhaus und in der Schule schon lernen müssen, dass sie ein bestimmtes Maß an Sicherheit und Geborgenheit in der Bindung zu Bezugspersonen nur erhalten können, wenn sie sich fügsam, goldig und süß verhalten und brav sind.

Das autonome Nervensystem orchestriert die Fawn-Reaktion neurochemisch sympathikoton. Dabei treten die folgenden Symptome auf.

- **Erhöhte Wachsamkeit:** Körper und Geist sind darauf fokussiert, die Bedürfnisse und Wünsche des anderen zu antizipieren.

- **Erhöhung der Stresshormone:** Kortisol und Adrenalin können erhöht sein, um den Körper in einen Zustand der Bereitschaft zu versetzen.
- **Unterdrückung eigener Bedürfnisse:** Der Fokus liegt auf der Erfüllung der Erwartungen und Bedürfnisse anderer – oft auf Kosten der eigenen Bedürfnisse und Gefühle.

Auf psychologischer Ebene ist die »Bambi-Reaktion« durch extreme Anpassung und das Bedürfnis gekennzeichnet, Konflikte zu vermeiden. Menschen, die diese Reaktion zeigen, neigen zu:

- Harmoniesucht,
- Beschwichtigung: Sie weisen ein erlerntes kommunikatives Geschick auf, spannungsvolle Situationen durch Beschwichtigung zu entschärfen,
- Selbstverleugnung durch die Unterdrückung eigener Bedürfnisse und Wünsche,
- Überangepasstheit an die Erwartungen und Wünsche anderer sowie
- Angst vor Ablehnung durch andere.

Während die »Bambi-Reaktion« kurzfristig dazu beiträgt, Konflikte zu vermeiden und Sicherheit zu gewährleisten, kann eine chronische Aktivierung dieser Reaktion mit negativen gesundheitlichen und psychologischen Auswirkungen einhergehen. Ständige Unterwerfung kann zu einem geringen Selbstwertgefühl und einem Verlust der eigenen Identität führen. Durch eine dauerhafte Anpassung an andere und das Ignorieren eigener Bedürfnisse entsteht eine chronische emotionale und körperliche Erschöpfung. In Liebesbeziehungen kann es zu einer Abhängigkeit von der Zustimmung und Validierung durch den

Partner und anderen kommen. Durch diesen langfristigen Stress und die Unterdrückung eigener Gefühle können Angststörungen und Depressionen entstehen.

Hier stellt sich wieder die Frage nach typischen Persönlichkeitsmerkmalen, die einen Menschen dazu veranlassen, diesen Modus zu bevorzugen. Meine klinische Erfahrung zeigt folgendes Profil: Typische Persönlichkeitsmerkmale umfassen eine gewisse Konfliktscheu, ein starkes Bedürfnis nach Zustimmung sowie Empathie. Diese Strategie tritt häufig bei Menschen auf, die gelernt haben, dass Anpassung und Unterwerfung zu einer Deeskalation von Konflikten, zur Vermeidung von Bestrafung im Familiensystem oder in der Schule usw. führen. Auch dazu gibt es ein Fallbeispiel aus meiner Praxis.

• • • • • Iwona wuchs bis zu ihrem 16. Lebensjahr in sehr spannungsreichen Familienverhältnissen in Polen auf, bis sie ab diesem Zeitpunkt zu den Großeltern nach Deutschland übersiedelte. Ihre Mutter war eine dominante und kontrollierende Persönlichkeit, während ihr Vater still und zurückgezogen war – oft zu erschöpft von der Arbeit im Bergbau, um sich in die familiären Angelegenheiten einzumischen. Für Iwona war die Beziehung zu ihrer Mutter, die absolute Gehorsamkeit und Kontrolle über jedes Detail von Iwonas Leben verlangte, besonders belastend. Jede Abweichung von ihren Erwartungen – sei es in der Schule, bei der Hausarbeit oder im sozialen Verhalten – wurde mit scharfer Kritik oder emotionaler Erpressung beantwortet.

Iwona war ein sensibles Kind und wollte es der Mutter unbedingt recht machen. Sie versuchte, die perfekte Tochter zu sein: stets höflich, ruhig und gehorsam. Doch die Erwartungen der Mutter waren unerreichbar. Egal, wie sehr sich Iwona bemühte, es war nie genug. Ein kleiner Fehler - ein nicht perfekt aufgeräumtes Zimmer oder eine Note, die unter den Erwartungen lag - löste lange und intensive Vorwürfe aus. »Du machst mich unglücklich«, sagte ihre Mutter oft, wenn Iwona etwas scheinbar nicht richtig machte. Sie spürte, dass sie für das emotionale Wohl ihrer Mutter verantwortlich war, und begann, ihre eigenen Bedürfnisse immer mehr zu unterdrücken.

Mit der Zeit entwickelte Iwona die unbewusste Überlebensstrategie der Unterwerfung. Ihre Reaktion auf die ständige Kritik und den emotionalen Druck ihrer Mutter war es, sich anzupassen, nachzugeben und zu gehorchen - immer in der Hoffnung, so deren Wut und Enttäuschung zu vermeiden. Iwona wurde zunehmend still und lernte, ihre eigenen Bedürfnisse und Wünsche zu ignorieren. Wenn ihre Mutter ihr Vorwürfe machte oder sie für Kleinigkeiten zurechtwies, senkte Iwona den Kopf, entschuldigte sich und versuchte, noch besser zu sein. Sie hatte das Gefühl, dass Widerstand oder Widerspruch die Situation nur verschlimmern würden.

Im Laufe der Jahre verstärkte sich dieses Muster. In der Schule war Iwona zwar fleißig, aber äußerst zurückhaltend. Wenn Gruppenarbeiten stattfanden oder Lehrer nach Meinungen fragten, war Iwona immer diejenige, die sich anpasste und den Ansichten ihrer Mitschüler zustimmte, selbst wenn sie anderer Meinung war. Ihre Freundinnen entschieden, wo sie sich trafen, was sie machten oder welche Filme sie schauten -Iwona sagte immer nur »Ja« und »Okay«. Sie wollte nicht auffallen oder Unruhe stiften. Das Bedürfnis, Konflikte zu vermeiden, war tief in ihr verwurzelt. Sie glaubte, dass Unterwerfung der einzige Weg war, Frieden zu bewahren.

Nach ihrem Umzug nach Deutschland zeigte sich die Dynamik noch deutlicher in einer romantischen Beziehung, die Iwona mit 17 Jahren einging. Ihr Freund, Sebastian, war anfangs charmant und liebevoll, doch im Laufe der Zeit wurde er kontrollierend. Er entschied, mit wem Iwona sich treffen durfte, welche Kleidung sie trug und wie sie ihre Freizeit verbrachte. Iwona hatte das Gefühl, dass sie keine Wahl hatte, sondern sich fügen musste, um die Beziehung zu erhalten. Sie wollte keine Auseinandersetzung riskieren und fürchtete, Sebastian zu verlieren, wenn sie ihre eigenen Bedürfnisse äußerte. Auch wenn sie sich oft unwohl fühlte und insgeheim unglücklich war, sagte sie nichts. Sie glaubte, dass es ihre Aufgabe war, sich anzupassen und für Harmonie zu sorgen, auch wenn das bedeutete, ihre eigenen Wünsche zu unterdrücken. Das kannte sie ja schon von zu Hause in Polen. Dieses Muster der Unterwerfung durchzog nun auch Iwonas Erwachsenenleben. Nach der Schule begann sie eine Ausbildung in einem Unternehmen, das ihr Vater ihr empfohlen hatte, obwohl sie insgeheim einen anderen beruflichen Weg einschlagen wollte. Auch hier war Iwona stets bemüht, es allen recht zu machen.

Als sie zu mir kam, fühlte sich Iwona vom vielen Nicht-Nein-sagen-Können ausgelaugt und für andere in ihrer Persönlichkeit unsichtbar. Im Laufe der Therapie erkannte sie schließlich, dass ihre ständige Unterwerfung eine Überlebensstrategie war, die sie in ihrer Kindheit entwickelt hatte, um den emotionalen Druck ihrer Mutter zu bewältigen. Sie hatte gelernt, dass Unterwerfung und Selbstverleugnung der einzige Weg waren, um Liebe und Akzeptanz zu erhalten, doch diese Strategie funktionierte nicht mehr und hatte einen hohen Preis. Durch Iwonas Perfektionismus und ihre Überverantwortung, es aus Angst vor Ablehnung immer allen recht machen zu müssen, lebte sie in dauerhafter Angst und Nervosität. Im Zentrum ihrer Klage stand die Befürchtung, nicht gemocht oder abgelehnt zu werden, was zu einer ständigen Anspannung und psychosomatischen Symptomen (unter anderem Spannungskopfschmerz, Durchfall, Herzrasen) führte.

Diese Fallgeschichten aus meiner Praxis sollen verdeutlichen, wie unterschiedlich Menschen auf traumatische Erlebnisse reagieren können. Jede Überlebensstrategie – Flucht, Kampf, Erstarrung und Unterwerfung – dient dazu, in einer Situation der Bedrohung das eigene Überleben zu sichern. Diese Muster können sich tief ins Leben einprägen und auch dann noch bestehen, wenn die eigentliche Bedrohung längst vorbei ist. Alle vier sozialen Abwehrreaktionen im Überblick sehen Sie in Abbildung 2.

Die 4 unterschiedlichen Trauma-Antworten

FIGHT

- Explosiv
- Kontrollierendes Verhalten
- Herumschreien
- Rücksichtslos sein

FAWN

- Allen alles recht machen
- Keine Grenzen setzen
- Wenig Selbstwert
- Vernachlässigung eigener Bedürfnisse

FLIGHT

- Sich verstecken
- Workaholism: ständig busy sein
- Beziehungen und Situationen vermeiden
- Perfektionismus

FREEZE

- Neben sich stehen
- Abschalten
- Problem, Entscheidungen zu treffen
- Sich emotional und körperlich taub fühlen

Abbildung 2: Die vier unterschiedlichen sozialen Trauma-Antworten

Die Psychologie der »Bambi-Reaktion« wird in Kapitel 4 ausführlich besprochen. Im folgenden Kapitel möchte ich Sie mit weiteren sozialen Reaktionsmustern zur Stressregulation bei Bedrohung für das innere Gleichgewicht unseres Organismus (Homöostase) vertraut machen.

Kapitel 3: Weitere soziale Abwehrreaktionen

Lassen Sie uns den Blick erweitern und ihn über die vier gängigen Reaktionsmuster auf Stress und Bedrohung bezüglich möglicher weiterer Stressbewältigungsstrategien werfen. In der Defensivkaskade der neurobiologischen Reaktionen im ersten Kapitel gibt es auch den sogenannten Endpunkt: die Ohnmacht, den vasovagalen Kollaps oder das sich Totstellen, das wir gut von Tieren in Bedrohungssituationen kennen. Gibt es so etwas auch bei Menschen?

»Flop«

Das englische Wort »Flop« hat eine Reihe von Bedeutungen, am ehesten entspricht es in diesem Zusammenhang dem deutschen »Plumps« im Sinne von: »Plumps, da lag er.« Ein wörtliches Sinnbild des »Sich-Totstellens« beziehungsweise »In-Ohnmacht-Fallens«.

Die physiologischen Merkmale des Totstellreflexes sind bezüglich des Herz-Kreislauf-Systems ein plötzlicher Blutdruckabfall sowie ein verringerter Herzschlag (Bradykardie). Darüber hinaus lässt sich eine rapide Muskelentspannung feststellen, was zum Zusammenbrechen (vasovagaler Kollaps) oder zu einer Ohnmacht führen kann. Die Atmung wird verlangsamt oder es kommt sogar für kurze Zeit zu einem Atemstillstand. Wir haben es mit einer intensiven Aktivierung des parasympathischen Nervensystems zu tun, das den Körper in einen Zwangszustand der Ruhe und Erholung versetzt. Gleichzeitig wird das sympathische Nervensystem gehemmt, das für die »Kampf-oder-Flucht«-Reaktion zuständig wäre. Zusätzlich findet sich eine erhöhte Ausschüttung von Endorphinen (körpereigenen Opiaten), die eine betäubende Wirkung haben können und dissoziative Phänomene auslösen.

Diese neurochemischen Veränderungen führen zu einer plötzlichen Bewusstlosigkeit oder zu einer stark reduzierten Bewusstseinswahrnehmung, dem Gefühl der Trennung vom Körper (De-Personalisation) oder der Umgebung (De-Realisation), einer vollständigen Bewegungsunfähigkeit und der Unfähigkeit zu sprechen oder zu reagieren. Das nennt man einen dissoziativen Zustand. Noch etwas zur vasovagalen Synkope: Diese Reaktion ist eine spezifische Art von Totstellreflex (Flop) und tritt häufig bei bestimmten Auslösern auf, besonders im medizinischen Umfeld. Auslöser für die vasovagale Synkope sind beispielsweise der Anblick von Blut oder Nadeln, Schmerz oder Angst vor medizinischen Eingriffen, langes Stehen ohne Bewegung sowie extreme emotionale Belastung oder Schock.

Durch das Flopping werden die psychischen Auswirkungen der Umstände möglicherweise verringert. Dissoziation ist ein Prozess, bei dem man sich von sich selbst und der Umwelt abkoppelt. Dieser Zustand kann Stunden, Tage oder Wochen andauern und wird bei Überlebenden eines Traumas häufig als Mittel zur Vermeidung oder Verringerung des emotionalen Schmerzes angesehen. Wenn Menschen während eines traumatischen Ereignisses dissoziieren oder einen Blackout erleiden, fühlen sie sich geistig stärker von den Umständen abgekoppelt.

Flopping kann auch eine körperliche Abkopplung bewirken. Ähnlich wie das geistige Abschalten kann es dazu führen, dass eine Person körperlich nicht mehr ansprechbar ist, indem sie in Ohnmacht fällt oder ohnmächtig wird. Eine verringerte Herzfrequenz und ein verringerter Blutdruck sowie schlaffe Muskeln sind physische Komponenten der Flop-Reaktion. Durch das Abschalten der Außenwelt ist es weniger wahrscheinlich, dass die Person das Trauma direkt erlebt. Vermutlich ist das das eigentliche Ziel der Reaktion, dem Opfer Leid zu ersparen. Außerdem soll es weitere Angriffe des Bedrohers/Beutejägers verhindern, denn »Flop« und »Freeze« sind zwei häufig bei Tieren beobachtete Abwehrmechanismen. Der Gedanke dahinter ist, dass die Person, die das Trauma verursacht hat, das Interesse verlieren könnte, wenn das Opfer sich wie tot verhält (ob freiwillig oder nicht).

Ein Flopping ist auch die vasovagale Synkope bei einer Blutabnahme. Sie wird durch eine Überreaktion des im Hirnstamm gelegenen Vagusnervs ausgelöst. Der Nervus vagus ist der 10. Hirnnerv und der Hauptnerv des Parasympathikus, der die Tätigkeit vieler innerer Organe antagonistisch zum Sympathikus reguliert. Diese Überreaktion führt zu einer plötzlichen Verlangsamung des Herzschlags und einem Abfall des Blutdrucks, was die Blutversorgung des Gehirns vermindert und zur Ohnmacht führt.

In den letzten Jahren wurde neben der Flop-Reaktion noch ein weiterer Reaktionsmechanismus beschrieben, der im Folgenden dargestellt wird.

Die »Tend-and-Befriend«-Reaktion

In der neueren Traumaliteratur wird die »Tend-and-Befriend«-Reaktion oder »Pflege-und-Freundschaft«-Reaktion thematisiert. Das Konzept beschreibt, dass sowohl Tiere als auch Menschen auf Stress reagieren können, indem sie Fürsorgeverhalten zeigen (»tend«) und soziale Bindungen stärken oder neue Verbindungen knüpfen (»befriend«). Der Modus leitet sich aus dem Instinkt ab, sich in stressigen Momenten um jüngere, verletzliche Kinder zu kümmern. Das Konzept wurzelt in der Vorstellung, dass Menschen, insbesondere Frauen, in schwierigen Zeiten dazu neigen, sich zu verbinden. Mit anderen Worten: Wenn das Leben hart wird, gehen wir auf andere zu, anstatt uns gegen sie zu stellen. Wir kümmern uns dann sehr um unsere Nachkommen, um ihr Überleben zu sichern.

Dieser Mechanismus steht im Gegensatz zu den bekannten »Kampf-oder-Flucht«-Reaktionen (Freisetzung von Adrenalin und Noradrenalin) und spielt eine wichtige Rolle im sozialen Verhalten und Überleben vieler Spezies. Experten haben diese Reaktion auf Bindung seitdem als eine Art und Weise kategorisiert, wie Frauen im Rahmen der Evolutionspsychologie auf Stress reagieren – die Reaktion kann aber bei allen Geschlechtern auftreten. Ihr Ziel ist es, eine Bedrohung durch soziale Bindung oder Freundschaft zu entschärfen, Vertrauen zu gewinnen und Kooperationen einzugehen. Es kommt zu einer Ausschüttung von Oxytocin und der Beruhigung des Nervensystems.

Oxytocin ist als Kuschelhormon, Bindungshormon und Mutter-Kind-Hormon bekannt. Neben weiteren Botenstoffen zählt Oxytocin zu den Glückshormonen, da es unser Wohlbefinden steigert. Es wirkt als Neurotransmitter direkt im Gehirn und löst ein positives Empfinden aus.

Die Psychologieprofessorin Shelley Taylor und ihr Team aus Forschern verwendeten den Begriff »Tend-and-Befriend« erstmals in ihrem Artikel »Biobehavioral Responses to Stress in Females: Tend-and-Befriend, Not Fight-or-Flight«.[20]

Diese Reaktion wird in der Gegenwartsliteratur oft in Erzählungen über häusliche Gewalt, patriarchale Strukturen oder traumatische Kindheiten dargestellt. Besonders bei Frauenfiguren kommt sie vor, weil sie in vielen Gesellschaften lernen, Konflikte durch Harmonie und Fürsorge zu lösen. Als markantes Beispiel fällt mir für die »Tend-and-Befriend«-Reaktion in der neueren deutschsprachigen Literatur der Roman *Unterleuten* von Juli Zeh ein: Im fiktiven brandenburgischen Dorf Unterleuten prallen unterschiedliche Interessen und Konflikte aufeinander, insbesondere als ein Windparkprojekt geplant wird. Die Dorfbewohner reagieren unterschiedlich auf die entstehenden Spannungen. Die im Roman zentrale Figur ist Linda Franzen, die durch soziale Interaktion und das Kümmern um andere Dorfbewohner (Tend: aktive Fürsorge; das Dorfleben positiv beeinflussen; Spannungen abbauen) ihre eigenen Ziele zu erreichen und gleichzeitig Harmonie und Bindung in der Gemeinschaft zu fördern versucht (Befriend: Sie sucht aktiv den Kontakt zu anderen Dorfbewohnern, um Netzwerke zu knüpfen und gemeinsam Lösungen für die anstehenden Probleme zu erarbeiten. Sie engagiert sich in lokalen Projekten und sucht aktiv den Dialog mit anderen).[21] Dieses Beispiel illustriert für mich, wie in der modernen deutschsprachigen Literatur die »Tend-and-Befriend«-Reaktion thematisiert wird, insbesondere in komplexen sozialen Gefügen und Konfliktsituationen. Aus meiner Sicht hat diese Stressreaktion viel Ähnlichkeit mit dem »Bambi-Reflex« und vor allem mit dem »Stockholm-Syndrom«, um das es im Folgenden gehen soll.

Das »Stockholm-Syndrom«

Das sogenannte »Stockholm-Syndrom« ist eine in die Literatur eingegangene Beziehungsdynamik zwischen Opfer und Täter. Die Bezeichnung wurde bei einer Geiselnahme in Schweden im Jahr 1973 geprägt. Das »Stockholm-Syndrom« beschreibt ein psychologisches Phänomen, bei dem Geiseln oder Opfer von Entführungen eine emotionale Bindung zu ihren Entführern entwickeln. Die unwillkürlich entstehende Bindung kann so stark werden, dass das Opfer beginnt, Mitgefühl oder sogar Sympathie für den Täter zu empfinden, ihn zu verteidigen und sich möglicherweise gegen die Behörden oder Retter zu stellen. Es handelt sich um eine komplexe Reaktion auf eine extreme Stresssituation, die unter bestimmten Bedingungen entstehen kann.

Der Begriff »Stockholm-Syndrom« ist mittlerweile sehr populär und das Ereignis hat damals in der Presse hohe Wellen geschlagen. Der Vorfall ereignete sich im Jahr 1973 in Schweden, genauer: in Stockholm bei der »Kreditbanken« am Norrmalmstorg-Platz. Während eines Banküberfalls nahm eine Gruppe Krimineller insgesamt vier Geiseln: drei Frauen und einen Mann. Die vier Geiseln waren Mitarbeiter der Bank, die sich zum Zeitpunkt des Überfalls dort aufhielten. Sie wurden von den beiden Tätern, Jan-Erik Olsson und Clark Olofsson, insgesamt sechs Tage lang festgehalten, während sie sich in einem Tresorraum verbarrikadierten. In dieser Zeit entwickelten die Geiseln eine starke emotionale Verbindung zu ihren Entführern und zeigten sogar Widerstand gegenüber den Rettungsversuchen der Polizei, was schließlich zur Entwicklung dessen führte, was später als »Stockholm-Syndrom« bekannt wurde. Eine Geisel verteidigte den Täter später öffentlich, was die Aufmerksamkeit der Medien und Psychologen auf dieses ungewöhnliche Phänomen lenkte. Die Geisel Kristin Enmark entwickelte während der Geiselnahme eine besonders enge Bindung zu Clark Olofsson. Nach dem Vorfall und der Freilassung der Geiseln besuchte sie ihn sogar im Gefängnis. Ihre Beziehung zu ihm und ihre Verteidigung seines Verhaltens trugen zur Popularisierung des Begriffs »Stockholm-Syndrom« bei. Dieser wurde schließlich vom Kriminalpsychologen Nils Bejerot geprägt. In den darauffolgenden Jahren wurde in vielen Publikationen versucht, das Phänomen psychologisch zu erklären.

Fast alle Autoren waren sich einig, dass das sogenannte »Stockholm-Syndrom« als Überlebensmechanismus betrachtet werden muss, der in extremen Stresssituationen unbewusst einsetzt. Wenn Menschen in eine bedrohliche Situation geraten, in der sie keine Fluchtmöglichkeit sehen, entwickeln sie unbewusst eine positive Haltung gegenüber dem Täter, um sich selbst zu schützen. Das erinnert an das, was ich bisher in diesem Buch über die »Bambi-« oder über die »Tend-and-Befriend«-Reaktion geschrieben habe.

Darüber hinaus gibt es weitere interessante Befunde aus der Forschung zum »Stockholm-Syndrom«. Interessant sind folgende Erklärungen:

1. **Erwiderung positiver Gesten:** Wenn der Täter kleine Zeichen von Freundlichkeit zeigt, wie zum Beispiel Nahrung oder ein wenig Freiheit zu gewähren, werden diese Handlungen von den Opfern übermäßig positiv wahrgenommen, da sie im Vergleich zur vorherigen Bedrohung als Erleichterung empfunden werden.
2. **Emotionale Abhängigkeit:** In einer Geiselsituation sind die Opfer vollständig von ihren Entführern abhängig, sowohl

physisch (Nahrung, Wasser oder Freilassung) als auch emotional. Das Bedürfnis nach Sicherheit und Schutz führt dazu, dass das Opfer sich emotional an den Täter bindet.

3. **Identifikation mit dem Aggressor:** In Extremsituationen kann das Opfer eine Art Identifikation mit dem Aggressor entwickeln, indem es versucht, seine Handlungen zu verstehen oder sich in seine Lage zu versetzen. Das kann das Gefühl der Kontrolle über die Situation verstärken.
4. **Überlebensinstinkt:** Das »Stockholm-Syndrom« kann als psychologischer Schutzmechanismus gedeutet werden, der durch den Überlebensinstinkt aktiviert wird. Indem das Opfer mit dem Täter sympathisiert und ihn nicht als Bedrohung ansieht, wird die Situation als weniger traumatisch erlebt und die Chancen auf das Überleben steigen.

Für die Polizei und andere Helfer kann das »Stockholm-Syndrom« zu einem Problem werden. Wenn sich seitens der Geiseln oder Opfer positive Gefühle gegenüber den Tätern (und vermutlich auch zurück) entwickeln, kann das die Geiseln schützen. Gelingt es den Geiseln, eine Bindung herzustellen, sinkt die Wahrscheinlichkeit, dass sie getötet werden. Das Problem sind die negativen Gefühle gegenüber Rettern: Es kann passieren, dass Opfer Misstrauen, Angst oder sogar Feindseligkeit gegenüber den Personen zeigen, die versuchen, sie zu befreien. Die Geiseln des Vorfalls in Stockholm sagten bei einer Pressekonferenz nach der Befreiung, sie hätten sich mehr vor der Polizei als vor den Geiselnehmern gefürchtet. Interessant ist auch, dass die Geiseln stark zur Rationalisierung und Entschuldigung des Täterverhaltens neigten: Die Opfer versuchten, die Handlungen ihrer Entführer zu rechtfertigen und zu rationalisieren, indem sie beispielsweise betonten, dass sie unter bestimmten Umständen freundlich oder hilfsbereit gewesen seien.

Aus weiteren Geiselnahmen ist bekannt, dass sich das »Stockholm-Syndrom« nicht bei jeder Geiselnahme oder Entführung entwickelt. Dennoch kann man Folgendes festhalten: Je länger sich Opfer in der Gewalt eines Täters befinden, desto größer ist die Wahrscheinlichkeit, dass sich eine emotionale Bindung entwickelt. Wenn die Opfer keinen Kontakt zur Außenwelt oder zu anderen Personen haben, verstärkt das die Abhängigkeit vom Täter. Dieser muss den Opfern in gewissem Maße entgegenkommen, zum Beispiel indem er sie nicht ständig misshandelt oder ihnen sogar kleine Gefälligkeiten erweist. Wenn das Opfer glaubt, sein Leben sei in Gefahr, wird die Reaktion extremer und emotionale Bindungen sind wahrscheinlicher.

Der Terminus »Stockholm-Syndrom« ist, ebenso wie der »Bambi-Reflex«, kein offiziell anerkanntes psychologisches Krankheitsbild, sondern vielmehr ein Begriff, der bestimmte Verhaltensweisen unter extremen Bedingungen beschreibt. Einige Psychologen stehen dem Terminus »Stockholm-Syndrom« kritisch gegenüber, da es keine klare Definition für ihn gibt und das Phänomen in vielen Fällen nicht auftritt, obwohl die Bedingungen dafür erfüllt zu sein scheinen. Zudem wird oft hinterfragt, ob es sich wirklich um eine psychologische Reaktion handelt oder ob es eher eine von den Medien und der Gesellschaft übertriebene Darstellung ist.

Über den Vorfall in Stockholm hinaus gibt es zwei weitere berühmt gewordene Ereignisse, die Parallelen zum »Stockholm-Syndrom« erkennen lassen:

- **Patty Hearst:** Die amerikanische Erbin Patty Hearst wurde 1974 von einer militanten Gruppe namens Symbionese Liberation Army entführt. Während ihrer Gefangenschaft schloss sie sich ihren Entführern an und beteiligte sich später sogar an kriminellen Aktivitäten der Gruppe. Später argumentierte sie, dass sie unter dem Einfluss des »Stockholm-Syndroms« gehandelt habe.
- **Natascha Kampusch:** Die Österreicherin wurde 1998 im Alter von zehn Jahren entführt und acht Jahre lang von ihrem Entführer Wolfgang Priklopil in seinem Haus gefangen gehalten. Nach ihrer Flucht 2006 sprach sie darüber, dass sie eine komplexe emotionale Beziehung zu ihrem Entführer entwickelt hatte, die einige Elemente des »Stockholm-Syndroms« aufwies. Priklopil beging kurz nach ihrer Flucht Selbstmord. Von dieser emotionalen Beziehung erzählt Natascha Kampusch in ihrem Buch *3096 Tage*, in dem sie detailliert über ihre Entführung und die Jahre der Gefangenschaft berichtet. Demnach habe sie ein gewisses Mitgefühl für Priklopil entwickelt und versucht, seine Handlungen zu verstehen, um selbst psychisch zu überleben.[22] In einem Interview mit dem *Spiegel* sagte sie: »Ich habe ihm alles verziehen, sonst wäre ich zu sehr voll Hass und negativen Gefühlen gewesen und wäre psychisch und physisch zugrunde gegangen (…). Für dieses Fehlgeleitet-Sein kann der Mensch nichts.« Priklopil habe ein Gewissen gehabt, er sei aufgrund »tiefer Verletzungen« so geworden, wie er war. »Das hat in mir eine Art Mitgefühl, Mitleid erweckt.«[23] Diese Aussagen im *Spiegel* verdeutlichen für mich, dass Kampusch eine emotionale Bindung zu Priklopil aufgebaut hatte, die über eine reine Opfer-Täter-Beziehung hinausging. Solche Dynamiken sind bei lang anhaltenden Geiselnahmen nicht ungewöhnlich und werden

in der Psychologie wie oben beschrieben als »Stockholm-Syndrom« bezeichnet.

Dieses interessante Phänomen kann im Rahmen dieses Buches allerdings nicht weiter vertieft werden. Die Bücher, die es auf dem Markt gibt und die ich kenne, sind leider eher reißerisch geschrieben. Eine Literaturempfehlung finden Sie dennoch in der Endnote.[24]

Zusammenfassung

In den ersten drei Kapiteln dieses Buches wurden verschiedene soziale Abwehrreaktionen auf Stress und Bedrohung (Flucht, Kampf, Erstarren, Fawn) einschließlich der »Flop-«, der »Tend-and-Befriend«-Reaktion sowie des »Stockholm-Syndroms« untersucht und beschrieben. Vor der folgenden Darstellung des »Bambi-Reflexes« sollen einige wichtige Grundgedanken festgehalten werden, die aus dem bisher Gesagten resultieren.

Die Defensivkaskade, die im ersten Kapitel beschrieben wurde, ist eine hierarchische Reaktion des Nervensystems auf akute Bedrohungen, die automatisch und angeboren abläuft und weit in die Entwicklungsgeschichte der Säugetiere und weiter zurückreicht. Diese Reaktionsmuster sind im sozialen Kontext relevant und beeinflussen Persönlichkeitszüge und Gewohnheiten. Entscheidend ist der Unterschied zwischen der neurobiologischen Verteidigungskaskade (6F) und den sozialen Coping-Strategien. Am Beispiel der neurochemischen Reaktion »FLIGHT« der Defensivkaskade[25] und der sozialen Coping-Strategie des Kampfmodus sollte der Unterschied zwischen den beiden Konzepten deutlich geworden sein: Während »FLIGHT« eine physiologische Reaktion ist, beschreibt der Kampfmodus ein inneres Schema und Handlungsprogramm der Persönlichkeit eines Menschen im Alltag.

Menschen setzen in der Regel eine Kombination verschiedener sozialer Reaktionen ein, um ihre individuellen Stressoren und potenziellen Bedrohungen zu bewältigen. Eine oder zwei dieser Reaktionen sind in der Regel dominant. Möglicherweise ist die gesamte Persönlichkeit eines Menschen nichts anderes als eine Traumareaktion. Das Wissen um die dominanten Traumareaktionen kann Menschen dabei helfen, mit zukünftigem Stress besser umzugehen.

Die Stress-Reaktionen von Pete Walker (4Fs) beziehen sich auf die sozialen und psychologischen Reaktionen auf traumatische Erfahrungen. Die 4Fs stehen im englischen Original für Fight (Kampf), Flight (Flucht), Freeze (Erstarrung) und Fawn (Unterwerfung). Diese Reaktionen sind Schutzmechanismen, die Menschen entwickeln, um mit traumatischen Erfahrungen umzugehen. Sie können sowohl auf physiologischer als auch auf sozialer Ebene auftreten. Die vier Stress-Reaktionen beschreiben verschiedene Verhaltensweisen und Bewältigungsstrategien, die Menschen gewohnheitsmäßig in stressigen oder traumatischen Situationen anwenden können. Diese Reaktionen können dazu dienen, sich selbst zu schützen, mit Gefahren umzugehen oder sich anzupassen, um potenzielle Bedrohungen zu mildern. Es ist wichtig zu verstehen, dass die vier Stress-Reaktionen nicht ausschließlich physiologisch sind, sondern auch soziale und psychologische Aspekte umfassen.

Kapitel 4: Die Psychologie hinter dem »Bambi-Reflex«

Zur Einstimmung auf das Thema soll es hier um das Fallbeispiel Fabian gehen, das ich bei der Supervision einer Schulpsychologin kennenlernen durfte.

• • • • • Fabian ist zehn Jahre alt und lebt mit seiner Mutter, seinem Vater und seiner älteren Schwester Lara in einer ländlichen Kreisstadt. Sein Vater ist Büroleiter in einem kleinen Unternehmen und verhält sich streng und kontrollierend, während seine Mutter oft ängstlich und überfordert wirkt. Fabian hat gelernt, dass Konflikte in der Familie laut und einschüchternd sind, besonders wenn sein Vater involviert ist.
Eines Abends kommt Fabians Vater von der Arbeit nach Hause und ist sehr verärgert. Er beginnt, laute Vorwürfe zu machen, er ist mit allem unzufrieden, was im Haushalt vor sich geht. Fabian bemerkt die angespannte Atmosphäre sofort.
Aus der Schilderung der Kollegin ergibt sich das folgende beobachtete Verhalten: Fabian versucht, die Aufmerksamkeit des Vaters durch viel Reden weg von der Mutter auf sich zu ziehen und erzählt von der Schule und vom Fußball. Als seine ältere Schwester Lara versucht, gegen die Vorwürfe des Vaters zu argumentieren, geht Fabian dazwischen und sagt, dass alles in Ordnung sei und sich alle einfach beruhigen sollten. Er versucht, die

Spannungen zu glätten, indem er die Schuld auf sich nimmt und sagt, dass er etwas falsch gemacht habe, obwohl das nicht der Fall ist (Konfliktvermeidung). Dabei schaut Fabian ständig zu seinem Vater, um zu sehen, ob dieser seine Bemühungen anerkennt und weniger verärgert wirkt. Wenn sein Vater ihn auch nur minimal lobt oder etwas freundlicher spricht, zeigt Fabian sichtbare Erleichterung (Suche nach Bestätigung). All sein Handeln dient dem Ziel, den Vater zu beruhigen und die Harmonie in der Familie wiederherzustellen.
Welche Auswirkungen sind denkbar? Fabian fühlt sich ständig gestresst und ängstlich, besonders abends, wenn sein Vater nach Hause kommt. Er hat Schwierigkeiten, sich in der Schule zu konzentrieren, da er oft über die Situation zu Hause nachdenkt. Seine Lehrer bemerken, dass er übermäßig darauf bedacht ist, allen zu gefallen und Konflikte in der Klasse zu vermeiden. Im Gespräch mit der Schulpsychologin erzählt Fabian von den regelmäßigen Spannungen zu Hause und seinem Wunsch, alles richtig zu machen, um den Frieden zu bewahren. In der Supervision mit der Kollegin vermuten wir eine »Bambi-Reaktion«. Ich empfehle, in einem Familiengespräch mit Fabian und seiner Familie gesündere Kommunikations- und Bewältigungsstrategien zu entwickeln. Fabians Eltern werden von der Kollegin dazu ermutigt, an einer Paar-/Elternberatung teilzunehmen, um besser zu verstehen, wie ihr Verhalten ihre Kinder beeinflusst und wie sie eine unterstützende und weniger stressige häusliche Umgebung schaffen können.

Diese Fallgeschichte finde ich hilfreich, um zu verstehen, in welchen Spannungsfeldern Kinder in gestressten Familiensystemen oft stehen, wenn sie versuchen, die Spannung als »Friedensarbeiter« der Familie zu reduzieren und die Kommunikation aufrechtzuerhalten. Hier kommt die sprichwörtliche »entwaffnende Freundlichkeit« zum Tragen, die einem manchmal im Leben begegnet. Besonders nett zu sein, kann manchmal helfen, sollte aber nicht zum Zwang werden.

Der »Bambi-Reflex« und der unsichere Bindungsstil

Die Bindungstheorie mit ihren verschiedenen Formen des Bindungsverhaltens von zwölf bis 14 Monate alten Säuglingen ist heute fester Bestandteil der psychologischen Theorie. Das Wissen darum ist weit über die Therapeuten-Community hinaus verbreitet. Das Konzept wurde in den 1950er und 1960er Jahren von John Bowlby[26] entwickelt und durch die Arbeiten der US-amerikanisch-kanadischen Entwicklungspsychologin Mary Ainsworth weiter ausgebaut.

John Bowlby begann nach dem Zweiten Weltkrieg in den Waisenheimen von London mit seiner Forschung zum Bindungsverhalten von Säuglingen und publizierte über seine Studien an verhaltensauffälligen Kindern und deren frühe Trennung von ihren Eltern, zum Beispiel durch die Auswirkungen des Krieges in London. Zwischen 1969 und 1980 veröffentlichte Bowlby eine dreibändige Serie mit den Titeln »Attachment«, »Separation« und »Loss« (»Bindung«, »Trennung« und »Verlust«), in der seine Theorie dargestellt wird und die bis heute als Standardwerk der Bindungstheorie gilt.

Die Entwicklungspsychologin Mary Ainsworth arbeitete in den 1950er und 1960er Jahren des letzten Jahrhunderts eng mit Bowlby zusammen und führte später eigene Forschungen durch. Dabei verbrachte sie auch einige Jahre in Uganda und Baltimore. 1978 veröffentlichte Ainsworth[27] die Ergebnisse ihrer »Strange-Situation«-Studie, die zur Identifizierung verschiedener Bindungsstile führte. Eine »Strange Situation« (»fremde Situation«) ist eine experimentelle Anordnung, ein standardisiertes Verfahren zur Untersuchung der Bindungsqualität zwischen Kleinkindern und ihren Bezugspersonen, normalerweise den Müttern. Das Fremde-Situation-Experiment besteht aus acht standardisierten Episoden, die jeweils etwa drei Minuten dauern. Durch einen Einwegspiegel kann von einem Psychologenteam beobachtet werden, wie ein Säugling verschiedene Trennungs- und Wiedervereinigungssituationen mit der Mutter oder einer fremden Person meistert. Der Versuch wird in einem Raum durchgeführt, der mit altersgerechten Spielsachen ausgestattet ist, um eine vertraute Umgebung für das Kind zu schaffen. Das Hauptziel des Fremde-Situation-Experiments ist es, die Bindungsqualität zwischen Kind und Bezugsperson zu bewerten. Entscheidend ist dabei die Reaktion des Säuglings in der Phase der *Wiedervereinigung* mit der Bezugsperson nach einer räumlichen Trennung. Auf Basis dieser Beobachtungen hat Ainsworth vier Haupttypen von Bindungsklassifikationen entwickelt.

- **Sicher gebunden (Secure Attachment):** Diese Kinder zeigen Stress, wenn die Mutter den Raum verlässt, und Freude, wenn sie zurückkehrt. Sie nutzen die Mutter als sichere Basis, von der aus sie ihre Umgebung erkunden können.
- **Unsicher-vermeidend gebunden (Insecure-Avoidant Attachment):** Diese Kinder zeigen wenig Stress bei der Trennung und vermeiden die Mutter bei ihrer Rückkehr. Sie zeigen wenig emotionale Reaktion auf die Ab- oder Anwesenheit der Mutter. Auch wenn sie äußerlich ruhig erscheinen, zeigen

Speichelproben hohe Kortisolwerte, was auf großen inneren Stress hindeutet.

- **Unsicher-ambivalent gebunden (Insecure-Resistant Attachment):** Diese Kinder sind bei der Trennung extrem gestresst und suchen bei der Rückkehr der Mutter Nähe, zeigen jedoch gleichzeitig widersprüchliches Verhalten wie Zurückweisung oder Wut der Mutter gegenüber. Diese Kinder sind nur schwer von ihren Müttern zu trösten und dazu zu bewegen, sich wieder dem bunten Spielzeug am Boden zuzuwenden.
- **Desorganisiert (desorientiert) gebunden (Disorganized Attachment):** Diese Kinder zeigen keine konsistenten Verhaltensmuster bei Trennung und Wiedervereinigung und können desorientiertes oder verwirrtes Verhalten zeigen, zum Beispiel plötzliches Erstarren oder das Ausführen unbezogener Bewegungen.

Die Ergebnisse des Fremde-Situation-Tests hatten weitreichende Implikationen für die Kindererziehung, Beratung und therapeutische Interventionen, da sie wichtige Einblicke in die Bedeutung früher Bindungserfahrungen für die psychische Gesundheit und Entwicklung eines Menschen bieten. Für Psychotherapeuten ist heute völlig evident, dass die Qualität der frühen Bindungserfahrungen mit wichtigen Bezugspersonen die emotionale, soziale und kognitive Entwicklung des Kindes entscheidend beeinflussen und dass der entsprechende Bindungsstil sich bis ins Erwachsenenalter weitertragen kann. Eine sichere Bindung fördert ein positives Selbstbild und gesunde zwischenmenschliche Beziehungen; unsichere Bindungen können zu emotionalen Problemen und Schwierigkeiten in sozialen Beziehungen führen.

Werfen wir nun aus dieser Bindungsperspektive einen Blick auf den »Bambi-Reflex«. Wie wir bereits wissen, ist die Fawn

Reaction eine Stress- oder Traumareaktion, bei der eine Person versucht, durch Anpassung, Zustimmung und Gefälligkeit gegenüber einer bedrohlichen oder dominanten Person zu deeskalieren und Sicherheit zu erlangen. Unsichere Bindungsstile können die Entwicklung eines »Bambi-Reflexes« auf verschiedene Weisen fördern. Nach meiner klinischen Erfahrung korrelieren bei Kindern mit unsicher-ambivalenter Bindung oft Angst vor Ablehnung und Verlust mit einer Zunahme von Anpassung und Begrenzung eigener Individuationsbedürfnisse. Diese Verlustangst kann dazu führen, dass sie versuchen, Zuwendung und Sicherheit durch übermäßige Anpassung und Gefälligkeit zu erlangen.

Aber es geht auch um die Vermeidung von Konflikten: Kinder mit unsicher-vermeidender Bindung neigen dazu, emotionale Konflikte zu umgehen. Sie befürchten, von ihnen überwältigt zu werden. Das kann sich in einem »Bambi-Reflex« äußern, mit dem sie gezielt versuchen, Auseinandersetzungen durch Unterwerfung und Anpassung vorzubeugen.

Mary Ainsworth konnte aber vor allem nachweisen, dass Mütter von Kindern mit desorganisiertem Bindungsstil zu 80 Prozent selbst traumatisiert waren (transgenerative Weitergabe von Trauma!). Deshalb gilt: Kinder mit desorganisierter Bindung haben häufig traumatische Erfahrungen gemacht, die zu einem tiefen Gefühl der Unsicherheit und Angst führen. In solchen Fällen kann die »Bambi-Reaktion« mit Recht als eine Überlebensstrategie bezeichnet werden. Ihr Ziel ist, die Wahrscheinlichkeit weiterer Traumata zu minimieren.

Ich fasse zusammen: Die »Bambi-Reaktion« ist in frühen Zeiten eine wertvolle Überlebensstrategie zur »Beruhigung« des Aggressors gewesen, kann langfristig angewendet aber Auswirkungen auf die psychische Gesundheit und die sozialen Beziehungen einer Person haben. Sie kann zu einem geringen Selbstwertgefühl, Schwierigkeiten bei der Selbstbehauptung und einer hohen Anfälligkeit für Ausbeutung und Missbrauch in zwischenmenschlichen Beziehungen führen. Personen, die zur »Bambi-Reaktion« neigen, können Schwierigkeiten haben, gesunde Grenzen zu setzen, und neigen möglicherweise dazu, sich selbst zu vernachlässigen, um anderen zu gefallen.

Die Sehnsucht nach und die Angst vor Nähe

Der »Bambi-Reflex« ist also ein aktiv gestalteter Handlungsprozess, den ein Kind einsetzt, um aus Verlustangst durch übermäßige Anpassung, Gefälligkeit und Unterwerfung Zuwendung und Sicherheit zu erlangen. Er ist eine erlernte Kommunikations- und wertvolle Überlebensstrategie zur »Beruhigung« des Aggressors in belastenden und traumatischen Situationen. Letztlich ist er der verzweifelte Versuch, die Situation zu kontrollieren. In den Schriften des italienischen Psychiaters und Bindungsforschers Giovanni Liotti wird ein kindliches Verhalten beschrieben, das mit der »Bambi-Reaktion« verbunden zu sein scheint.

Die meisten Traumaopfer, so der Autor, sind einem lebensbedrohlichen Dilemma ausgesetzt. Um die Gefahren zu minimieren, denen sie sich in einer überlebenswichtigen Bindungsbeziehung ausgesetzt sehen, müssen sie folgendes Problem lösen: Wie kann ich gleichzeitig die Beziehungsressourcen maximieren, die mir Schutz bieten, während ich zugleich vermeide, mich denen gegenüber angreifbar zu machen, die mir Leid zufügen könnten? Eines ist wichtig: Um diese Gefahr kleinzuhalten, dürfen sie den Angreifer nicht gegen sich aufbringen. Sie müssen sich gutwillig und angepasst zeigen und gleichzeitig auf der Hut sein. Für Kinder ist das besonders schwierig, weil sie auf die erwachsenen Bezugspersonen angewiesen sind und der biologische Trieb sehr stark ist, der sie nach Bindung oder Nähe streben lässt. Sie müssen eine Lösung finden, um den Bindungstrieb zu hemmen, ohne dass das Gewaltrisiko steigt, und ohne positive Aufmerksamkeit zu opfern, die ihnen zuteilwerden könnte.

Liotti hat beschrieben, wie diese Kinder lernen, kontrollierende Strategien gegenüber ihren Bezugspersonen zu entwickeln. Gemeinsam mit seinem Team fand er Folgendes heraus: Wenn Kinder mit unsicherem oder desorganisiertem Bindungsstil im Kindergartenalter über sprachliche und motorische Fertigkeiten verfügen, die ihnen im Säuglingsalter noch nicht zugänglich waren, lässt sich beobachten, wie sich bei ihnen kontrollierende Tendenzen herausbilden: Verhaltensmuster, mit denen sie versuchen, Handlungen und Reaktionen einer Bezugsperson zu kontrollieren oder zu steuern. Das erfolgt in einer von zwei charakteristischen Formen: Eine Gruppe legt kontrollierend-fürsorgliches Verhalten an den Tag, das heißt einen parentifizierten Beziehungsstil, bei dem die Kinder die bedürftigen Elternteile trösten, beruhigen, stützen und ihnen zu helfen versuchen. Sie verhalten sich den Eltern gegenüber wie Eltern. Eine Parentifizierung (Latein: parentes: »Eltern«, facere: »machen«) findet statt, wenn sich ein Kind aufgefordert und/oder verpflichtet fühlt, seinerseits eine nicht kindgerechte, überfordernde und seine weitere Entwicklung blockierende »Eltern-Funktion« gegenüber einem oder beiden Elternteilen wahrzunehmen.

Die andere Gruppe zeigt kontrollierend-strafendes Verhalten: Das Kind attackiert die Eltern sprachlich und/oder körperlich, versucht sie zu beschämen und geht abwertend mit ihnen um.

In der Forschung zeigt sich, dass das kontrollierend-fürsorgliche Muster häufiger bei Mädchen gegenüber Müttern vorkommt, bei denen eine Rollenverkehrung vorliegt (Mütter, die bedürftig und kindlich erscheinen) und die mit ihrem Verhalten beim Kind Schuldgefühle auslösen. Kontrollierend-strafendes Verhalten ist häufiger bei Jungen festzustellen, vor allem als Reaktion auf Feindseligkeiten der Mutter.[28]

Zusammenfassend lässt sich festhalten: Bei einem kontrollierend-fürsorglichen, parentifizierten Verhalten nehmen sich Kinder ihrer Eltern an und kümmern sich um sie: Sie sind lieb, lenken und trösten die Erwachsenen, halten sie bei Laune, geben ihnen Bestätigung, wirken beruhigend und zeigen frühreife Eigenständigkeit. Kinder mit einem kontrollierend-strafenden Verhalten reagieren feindselig und provozierend auf Nähe, setzen ihre Eltern unter Druck, beschämen sie, sind manchmal aggressiv und schlagen um sich.

Schon beim Streben nach Nähe und Distanz kann man als Außenstehender zwischen diesen Kindern und ihren Eltern ein Hin und Her zwischen kontrollierend-fürsorglichem und strafendem Verhalten beobachten, wobei hinter den beiden Impulsen eine jeweils andere Verteidigungs- und Überlebensstrategie steht: Der bindungssuchende oder der Unterwerfungsanteil setzt parentifiziertes Verhalten ein, um mehr Kontrolle über den Grad an Nähe zu gewinnen, während der Kampfanteil sich auf feindseliges Verhalten verlegt, um die anderen von sich weg zu treiben.

Anpassung und Gefälligkeit

Die Fähigkeit zu Anpassung und Gefälligkeit ist ein evolutionär bedeutender Mechanismus, der das Überleben in sich ständig ändernden Umgebungen sichert. Unser Gehirn spielt dabei eine entscheidende Rolle. Man könnte sich die Frage stellen, ob die »Demutsgesten«, die wir von Tieren kennen, mit der »Bambi-Reaktion« verwandt oder sogar identisch sind: Demutsgesten sind Verhaltensweisen, die Tiere zeigen, um Aggressionen zu vermeiden und soziale Bindungen zu stärken. Sie sind oft mit spezifischen neuronalen Mechanismen verbunden. Hunde zeigen Demut durch Verhaltensweisen wie das Einziehen des Schwanzes, geducktes Gehen und das Ablecken des Gesichtes eines dominanten Tieres. Damit signalisieren sie Unterordnung und können Aggressionen deeskalieren. Bei Primaten, insbesondere bei Affen, umfassen Demutsgesten das Präsentieren des Rückens oder das Zeigen des Bauches, also einer verletzlichen Haltung. Bei Schimpansen ist auch das Lausen ein Friedensangebot. Diese Gesten fördern den sozialen Zusammenhalt innerhalb der Gruppe. Vögel zeigen Demut durch eine geduckte Körperhaltung und das Senken des Kopfes. Diese Verhaltensweisen sind bei vielen Tierarten zu beobachten, sie sind instinktiv und angeboren. Wir wissen aus der Primatenforschung, dass sie durch neuronale Schaltkreise und Hormone gesteuert werden, die die sozialen Interaktionen regulieren. Zum Beispiel können endogene Opioide und Oxytocin eine Rolle bei der Förderung sozialer Bindungen spielen.

Der »Bambi-Reflex« beim Menschen und Demutsgesten bei Tieren sind sich ähnlich, aber es sind keine identischen Konzepte. Beides bezieht sich auf Verhaltensweisen, durch die Konflikte vermieden und Aggressionen deeskaliert werden sollen. Es gibt jedoch Unterschiede in der Komplexität und den zugrunde liegenden Mechanismen dieser Verhaltensweisen. Die »Bambi-Reaktion« ist eine spezifische Reaktion auf Bedrohungen oder Stress, bei der eine Person übermäßig kooperativ oder unterwürfig wird, um Harmonie herzustellen und Konflikte zu vermeiden. Diese Reaktion ist besonders häufig bei Menschen zu beobachten, die traumatische Erfahrungen gemacht haben oder in missbräuchlichen Beziehungen leben. Aus psychologischer Sicht ist dieses Verhalten eine Bewältigungsstrategie, die durch frühere Erfahrungen mit Trauma oder Missbrauch in der Not erlernt wurde. Sie zielt darauf ab, die Aggressivität eines potenziellen Angreifers zu verringern und das eigene Überleben zu sichern. Sie ist zum Teil unbewusst, kann aber als Lernerfahrung bewusst eingesetzt und reflektiert werden.

Kognitive Verzerrungen und Glaubenssätze

Kognitive Verzerrungen und maladaptive Glaubenssätze spielen eine zentrale Rolle bei der Verstärkung der »Bambi-Reaktion«. Sie führen dazu, dass eine Person übermäßig bemüht ist, anderen zu gefallen und Konflikte zu vermeiden – der Preis, der dafür gezahlt werden muss, geht auf Kosten eigener Bedürfnisse und des Selbstwertgefühls des Opfers. Wer sich schon einmal mit kognitiven Verzerrungen beschäftigt hat, dem sind diese Schlagworte sicher schon begegnet:

- **Bestätigungsfehler (Confirmation Bias):** Der Begriff bezeichnet in der Kognitionspsychologie die menschliche Neigung dazu, Informationen so auszuwählen, zu suchen und zu interpretieren, dass sie die eigenen Erwartungen bestätigen.

Gleichzeitig werden widersprüchliche Informationen ignoriert oder abgewertet.

- **Schwarz-Weiß-Denken (Dichotomous Thinking):** Schwarz-Weiß-Denkende teilen die Welt in zwei Kategorien wie »gut und schlecht« oder »gefährlich und ungefährlich« ein. Realistisches Denken fällt ihnen schwer, da sie die Grautöne nicht sehen.
- **Katastrophisierendes Denken:** Dieser Denkstil beschreibt die Neigung, mögliche negative Ereignisse zu übertreiben und die schlimmstmöglichen Konsequenzen vorherzusehen. Personen mit dieser Denkweise nehmen Probleme oft als unüberwindbar wahr und unterschätzen gleichzeitig ihre eigenen Bewältigungsfähigkeiten. Das kann Ängste und Stress verstärken.

Diese Verhaltensweisen sind verhängnisvolle kognitive Einengungen, die dazu führen, eine Situation der Belastung in einer Familie, Paarbeziehung oder Arbeit schnell als ausweglos, bedrohlich und retraumatisierend zu erleben, da der Denkhorizont durch falsche Vorannahmen eingeengt ist. Bei Menschen mit Trauma-Erfahrung in der Vorgeschichte sind mir neben den oben erwähnten besonders zwei weitere kognitive Muster aufgefallen, die das Gefühl der ständigen Bedrohung verstärken: Als *Personalisierung* wird die Neigung von Traumaopfern beschrieben, externe Ereignisse auf sich selbst zu beziehen, auch wenn keine objektiven Gründe dafür vorliegen. Wenn beispielsweise Frau Grün unzufrieden ist, dann verleitet ihr »Bambi-Reflex« sie dazu, automatisch anzunehmen, dass sie die Ursache der Unzufriedenheit ist und sich anstrengen muss, um die Situation zu verbessern oder sogar wiedergutzumachen, falls Schuldgefühle sie plagen. Eine weitere relevante Verhaltensweise ist die *Übergeneralisierung*. Damit ist die Tendenz gemeint, aus einem einzigen negativen Ereignis eine allgemeine Regel abzuleiten: Wenn Frau Grün aufgrund ihrer Meinung zu einem Thema, zum Beispiel in einem Arbeitszusammenhang, von ihren Kollegen abgelehnt wird, beginnt sie zu glauben, dass sie *immer* abgelehnt wird, wenn sie ihre Meinung äußert. Übergeneralisierungen sind Äußerungen, bei denen oft Worte wie »nie«, »immer«, »alle« oder »jeder« vorkommen: »*Nie* hast du den Müll runtergetragen«, »*Immer* muss ich alles alleine machen«, »*Alle* halten dich für einen aufgeblasenen Zwerg«, »*Jeder* hat einen Thermomix, nur wir nicht«.

Auf diese Erläuterung zu Glaubenssätzen im Allgemeinen folgen ein paar Glaubenssätze oder neudeutsch »Beliefs«, die bei meinen Patienten mit »Bambi-Reaktion« vorkommen:

- »Ich bin nur dann wertvoll, wenn ich anderen gefalle.«
  Das führt unweigerlich dazu, dass eine Person ihren Selbstwert von der Zustimmung und Anerkennung anderer abhängig macht.
- »Konflikte sind gefährlich und müssen um jeden Preis vermieden werden.«
  Dieser Glaubenssatz führt zu übermäßiger Anpassung und Unterwürfigkeit, um jede Form von Konflikt zu vermeiden.
- »Meine Gefühle und Bedürfnisse sind weniger wichtig als die der anderen.«
  Die Folge ist, dass die eigenen Bedürfnisse ignoriert (oder gar nicht erst erkannt) werden und betroffene Personen sich ausschließlich auf die Bedürfnisse anderer konzentrieren.
- »Ablehnung bedeutet, dass ich als Person nichts wert bin.«
  Diese kognitive Verzerrung führt zu einer übermäßigen Angst vor Ablehnung und einem ständigen Bemühen, es anderen recht zu machen.

Es ist sicher einleuchtend, dass es wichtig ist, als Mensch mit einer Neigung zum »Bambi-Reflex« die eigenen Glaubenssätze in seinem täglichen Denken zu suchen, sie zu benennen und nach Wegen der kognitiven Umstrukturierung zu fahnden. Das Verständnis und die Bearbeitung dieser Verzerrungen und Glaubenssätze in der Therapie können dazu beitragen, gesündere Verhaltensweisen und Denkmuster zu entwickeln. Ich werde das Thema im dritten Teil des Buches im Rahmen der Therapiestrategien wieder aufgreifen.

Kapitel 5: Einflüsse von Erziehung und Familiendynamiken: die Entstehung des »Bambi-Reflexes«

Den Begriff »Familiendynamik« habe ich zuerst im Zusammenhang mit Familientherapie und systemischem Denken kennengelernt. Er bezieht sich auf die Muster von Interaktionen, Beziehungen, Rollen und Verhaltensweisen innerhalb einer Familie. Diese Dynamiken prägen, wie Familienmitglieder miteinander umgehen, welche Rollen sie übernehmen, wie Konflikte gelöst und Entscheidungen getroffen werden. Familiendynamiken sind oft subtil und können sowohl positive als auch negative Auswirkungen auf die Individuen innerhalb einer Familie und auf das gesamte Familiensystem haben.

Familiendynamiken und Rollenverteilung

Ich gehe in meinem psychologischen Verständnis davon aus, dass Erwachsene, die einen »Bambi-Reflex« aufweisen, diese Form der Stressreduktion in sozialen Gefügen schon früh in der Kindheit lernen mussten. Heute wie damals dienen bzw. dienten das »Gefallenwollen« und das »Sich- Kleinmachen« bei einer Person, die sich extrem anpasst, dazu, Konflikte zu vermeiden und die Harmonie zu bewahren. Diese Reaktion ist erlernt, tief in der Dynamik der Kindheit verwurzelt und durch spezifische Erziehungsmuster und Familiendynamiken gefördert worden. Was ist da schiefgelaufen?

Ein Familiensystem ist ein dynamisches Netzwerk von Beziehungen, in dem jede Person eine spezifische Rolle spielt und bestimmte Funktionen übernimmt. Diese Rollen und Funktionen entwickeln sich im Laufe der Zeit, bilden ein komplexes Gefüge und können sich je nach den Bedürfnissen und Umständen der Familie verändern. Ein gutes Verständnis dieser Dynamik kann dazu beitragen zu verstehen, welche Rollen wir zugewiesen bekommen haben und welche wir – auch im Unterschied und in Abgrenzung zu anderen – spielen (wollen). Das hilft dabei, eine harmonische und unterstützende Familienumgebung zu schaffen, in der alle Mitglieder gedeihen können.

In Krisenzeiten eines Familiensystems (zum Beispiel bei Erkrankung eines Familienmitgliedes, Arbeitslosigkeit, aber auch Auflösung der Generationsgrenzen durch Gewalt und Übergriffe) müssen sich Rollenzuweisungen oft schnell ändern, um neuen Anforderungen gerecht zu werden – beispielsweise wenn die Mutter nach einer Scheidung eine Depression entwickelt und die 6-jährige Tochter unfreiwillig in die Rolle der »Sozialarbeiterin der Familie« befördert wird.

Klar definierte und flexible Rollen tragen zu Stabilität und Kohärenz einer Familie bei. Allerdings müssen die Rollen dem Alter der Teilnehmer angemessen und nicht überfordernd sein. Eine Parentifizierung von Kindern durch bedürftige oder gar lebensunfähige Eltern zur eigenen Stabilisierung stellt sicher eine Überforderung dar. Unklare oder unfaire Rollenverteilungen können nicht nur zu Spannungen führen, sondern auch zu Entwicklungshemmungen bei Heranwachsenden.

Mitglieder stressproduzierender Familiensysteme haben oft aus eigenem Selbsterhaltungstrieb keine andere Wahl, als gewisse Rollen zu übernehmen, um das Gleichgewicht und die Funktionsweise ihrer Familie aufrechtzuerhalten. Diese Rollen können unbewusst zugewiesen werden und sind eine Reaktion auf das destruktive Verhalten und die überzogenen Erwartungen der Eltern. Als erstes fällt mir ein Patient ein, der in seiner Familie die Rollen des »Friedensstifters« zwischen den ständig streitenden Eltern zugewiesen bekam. Diese Rolle entsteht in dysfunktionalen Familien, in denen es häufig zu Konflikten oder emotionaler Instabilität kommt. Rollenangebote in Verbindung mit dem »Bambi-Reflex« können die folgenden sein.

- **Der Friedensstifter:** Kinder, die die Rolle des Friedensstifters einnehmen, fühlen sich für die Harmonie in der Familie verantwortlich. Sie lernen, Konflikte zu vermeiden und Streitigkeiten zu schlichten, indem sie ihre eigenen Bedürfnisse und Gefühle unterdrücken. Diese erlernte Rolle kann zu einer ausgeprägten »Bambi-Reaktion« führen, da das Kind lernt, dass Anpassung und Gefälligkeit der beste Weg sind, um Konflikte zu vermeiden und zumindest einen Rest an Sicherheit und Geborgenheit zu gewährleisten.
- **Der Musterschüler:** Ein weiteres Beispiel ist das »Musterschüler-Kind«, das versucht, die Anerkennung der Eltern durch übermäßige Leistungen und Perfektion zu gewinnen und somit die Aufmerksamkeit von familiären Problemen abzulenken. Auch hier spielt die »Bambi-Reaktion« eine entscheidende Rolle, da das Kind lernt, sich anzupassen und übermäßig zu bemühen, um elterliche Liebe und Bestätigung zu erhalten.

- **Der Stressberuhiger:** In Gewaltfamilien, in denen es immer wieder zu heftigen Eskalationen mit Schreien, Bedrohungen und/oder psychischer, körperlicher oder sexueller Gewalt kommt, kann ein Familienmitglied dazu auserkoren sein, die Situation zu entschärfen, um eine Katastrophe für einen einzelnen (das direkte Opfer) oder für das ganze System zu verhindern.
- **Der Sonnenschein:** Die »Sonnenschein«-Strategie eines Kindes in einer Stressfamilie ist eine kreative und positive Bewältigungsstrategie, die Familienmitgliedern helfen kann, Stress und Konflikte in einer gesunden und konstruktiven Weise zu bewältigen. Die »Sonnenschein«-Strategie basiert auf der Metapher, dass Positivität und Wärme – ähnlich wie Sonnenschein – das emotionale Klima in einer Familie aufhellen und die Atmosphäre freundlicher und liebevoller machen können.
- **Der Clown:** Humor ist eine kraftvolle Methode, um Stress abzubauen und eine positive Atmosphäre zu schaffen. Durch den bewussten Einsatz von Humor und Albernheit können Familienmitglieder eine fröhliche und entspannte Atmosphäre schaffen und aufkommende Spannung deeskalieren. Humor und Lachen führen nachweislich zur Ausschüttung von Endorphinen, den sogenannten »Glückshormonen«, die das Stressniveau senken und das allgemeine Wohlbefinden steigern, was nicht nur den Alltag aufhellt, sondern auch die emotionale Gesundheit fördert.

Vor allem das seelische Drama hinter den Rollenübernahmen soll in den nächsten Kapiteln thematisiert werden, da sie bei Traumaopfern häufig nachhaltige Wirkung zeigen – auch im Erwachsenenalter. In einer destruktiven Familiensituation muss das Kind mit oft ausweglosen Umständen oder nicht empathischen Bezugspersonen zurechtkommen, was dazu führt, dass es, oder der unterlegene Erwachsene, diesen »Bambi-Reflex« als Schutzstrategie entwickelt. Betroffene versuchen, sich anzupassen, vorauseilend freundlich, lustig und unterwürfig zu sein, um möglichst keine Aufmerksamkeit, Demütigung und Bestrafung auf sich zu ziehen. Dieses Verhalten – zunächst in der Kindheit als einzig verfügbare Überlebensstrategie erlernt – kann als dauerhaftes Verhaltensmuster im Erwachsenenalter bestehen – oft unbemerkt, aber dennoch mit schwerwiegenden Folgen.

Die Rolle von Eltern und Geschwistern bei der Entstehung des »Bambi-Reflexes«

Die Familiendynamik ist ein komplexes und kraftvolles System, das das Leben aller Familienmitglieder tiefgreifend beeinflusst. Ein Bewusstsein für diese Dynamiken und deren Auswirkungen kann dazu beitragen, die Entstehung der Fawn-Reaktion besser zu verstehen.

Lassen Sie mich zuerst einen Blick auf die Dynamik einer Familiensituation werfen, die man von außen vielleicht als angespannt und konfliktträchtig beurteilen würde, die aber ohne eklatante Grenzverletzungen und körperliche und/oder sexuelle Übergriffe abläuft. Auch hier gilt: Eltern, Geschwister und die allgemeine Familiendynamik spielen eine entscheidende Rolle dabei, wie ein Kind lernt, auf Konflikte und emotionale Herausforderungen zu reagieren. Durch Anpassung und Unterwerfung versuchen Kinder, sich in einer unsicheren und bedrohlichen Umgebung zu schützen und die Harmonie zu bewahren – so weit, so bekannt. Aber was genau spielt dabei eine Rolle und welchen Beitrag leisten die einzelnen Mitglieder der Familie dazu?

Die Rolle der Eltern bei der Ausbildung der »Bambi-Reaktion«

Eltern sind fast immer die primären Bezugspersonen für einen Säugling. Ihre Art des Bindungsangebotes an das Kind beeinflusst dieses maßgeblich. Ein unsicherer oder ambivalenter Bindungsstil kann dazu führen, dass ein Kind ständig um die Zuneigung und Zustimmung der Eltern kämpft. Es wird versuchen zu erspüren, wie es sein muss, wie es sich verhalten muss, um den Glanz im Auge der Mutter (oder des Vaters) zu erzeugen, den es sich ersehnt. Das ständige Bemühen um Bestätigung verschiebt den Kompass von einer Ausrichtung auf Selbstverwirklichung hin zur Anpassung und zum »Pflegeleicht-Sein«. Das kann einen »Bambi-Reflex« erzeugen, der sich vielleicht erst sehr viel später zeigt.

Viele Eltern haben schon vor der Geburt vorgefasste Meinungen, was aus dem Kind werden soll, damit sie oder die Großeltern richtig stolz sein können. Wenn Eltern hohe Erwartungen haben und Druck ausüben, kann das Kind das Gefühl entwickeln, dass es nur durch Gehorsam, Anpassung und Unterwerfung Liebe und Anerkennung verdient. Das kann zu einer übermäßigen Anpassung führen, deren Ziel es ist, Konflikte und Ablehnung zu vermeiden – so lernt man weder Konfliktbewusstsein noch einen konstruktiven Umgang mit Ambivalenzen.

Emotionaler Missbrauch und Ausbeutung von Kindern durch schwache erziehungsberechtigte Eltern, die emotional missbräuchlich sind – durch Manipulation, Kritik, Vernachlässigung oder Überkontrolle –, schaffen eine Umgebung, in der das Kind ständig bemüht ist, seine Eltern zu besänftigen. Diese Dynamik fördert die »Bambi-Reaktion« als Überlebensstrategie. Es gilt: »Nur wenn ich alle zufrieden gestellt habe, bin ich sicher.«

Die Rolle von Geschwistern bei der Ausbildung der »Bambi-Reaktion«

In Bezug auf die Rolle von Geschwistern bei der Ausbildung der »Bambi-Reaktion« ist als erstes die Geschwisterrivalität hervorzuheben: Wer ist das Lieblingskind? Konkurrenz zwischen Geschwistern um die Aufmerksamkeit und Zuneigung der Eltern kann dazu führen, dass ein Kind versucht, durch Anpassung und Unterwerfung Konflikte zu vermeiden – was den Eltern gefallen könnte. Das Kind könnte versuchen, vor seinen Geschwistern die Rolle des »guten Kindes«, des »Sonnenscheins« zu übernehmen, um im Vergleich zu den Geschwistern besser dazustehen und mehr Aufmerksamkeit zu bekommen.

Ein weiterer Aspekt hängt ebenfalls mit der Rollenverteilung zusammen: In Familien mit mehreren Kindern entwickeln sich oft feste Rollen, zum Beispiel das »Problemkind«, das »angepasste Kind«, der »Tollpatsch«, der »Zornigel« oder »das Sensibelchen«. Das »angepasste Kind« könnte das sein, das die »Bambi-Reaktion« nutzt, um seine Rolle auszuleben, Konflikte zu vermeiden und die Harmonie aufrechtzuerhalten. Die familiäre Rollenverteilung zwischen den erwachsenen Erziehungsberechtigten ist ebenfalls ein relevanter Aspekt. Wenn ein Elternteil dominant und der andere unterwürfig ist, können Kinder dieses Verhalten als Modell übernehmen. Das unterwürfige Verhalten des einen Elternteils könnte als Vorbild der Konfliktvermeidung dienen.

Im Folgenden geht es um Familiensysteme, die in der Traumatherapie als ausbeuterische und missbräuchliche Systeme im engeren Sinne bezeichnet werden.

Missbräuchliche Familiensysteme: frühe Bindungstraumata

Frühe Bindungstraumata, insbesondere solche, die von primären Bezugspersonen verursacht werden, können zu unsicheren Bindungsstilen führen. Diese Erkenntnis ist sicher nicht neu und sie wurde auch in diesem Buch bereits besprochen. Ganz allgemein könnte man es so formulieren: Kinder, die unsicher gebunden sind, neigen dazu, extrem anhänglich oder übermäßig angepasst zu sein, um die Nähe und Sicherheit der Bezugsperson zu gewährleisten. Alles, was diese dann tun oder unterlassen, gibt ihnen eine Rückmeldung, ob der Erwachsene sich ihnen zuwenden will oder nicht. Wenn es hilft, nett zu sein, wenn es Aufmerksamkeit bringt, albern zu sein, wenn es Wohlwollen zur Folge hat, brav zu sein, dann wird das Gehirn zur Bekräftigung Dopamin ausschütten, damit die Wahrscheinlichkeit steigt, dass das Kind die »Bambi-Strategie« wiederholt. So kann sich diese Reaktion als eine Strategie verfestigen, um die Bindung aufrechtzuerhalten und emotionale Sicherheit zu suchen. Was so einfach klingt, ist für ein Kind ein ziemlich komplexes Geschehen. Der »Bambi-Reflex« läuft in einzelnen Schritten ab.

Zunächst muss die potenzielle Bedrohung vom Kind – später dann vom Erwachsenen – als solche wahrgenommen werden, das ist der erste Schritt. Das gelingt umso schneller und besser, je mehr Erfahrung das Kind mit Familiensituationen hat, die Potenzial zur Eskalation haben, und je älter es ist. Aus Überlebensgründen ist das Kind – oder später der Bedrohte – ein Spezialist für atmosphärische Gewitterstimmungen. Spiegelneuronen helfen dabei, zu erkennen, wie andere ticken. Sie funktionieren unbewusst und mit ihnen werden die Bewegungsmuster oder Körperzeichen anderer von unserem

Gehirn schnellstens dechiffriert. In unserem Gehirn entsteht ein Spiegelbild von dem, was wir sehen. Nachdem die Information durch die Körpersprache des anderen zu unserem Gehirn gelangt ist, werden spezifische Spiegelneuronen aktiv, die die entsprechenden Gefühle zum Schwingen bringen. Ob Trauer, Freude oder Ärger: In kürzester Zeit beginnen die Spiegelneuronen den gleichen Zustand in der beobachtenden Person auszulösen, also die entsprechenden Emotionen zu übertragen.

Eine Bedrohung, die von einem oder mehreren anderen ausgeht, kann physisch, emotional oder psychologisch sein. Kognitive Verzerrungen können die subjektive Wahrnehmung einer Situation durch das Kind massiv verschärfen und verzerren.

Darauf folgt der zweite Schritt, nämlich eine Bewertung der Wahrnehmungsergebnisse durch das Kind und ein Vertrauen auf das eigene Bauchgefühl: Wenn Flucht oder Kampf keine sicheren oder effektiven Optionen sind, was dann? Im dritten Schritt bedarf es einer Anpassung des Verhaltens in Richtung einer Beruhigung des Aggressors und einer Deeskalation der Situation, um heil davonzukommen – oder in extremen Fällen: um zu überleben. Wesentlich ist, dass das aggressive Selbstschutzverhalten, Kämpfen und Gegenhalten des Opfers unterbleiben, weil die Gefahr der Eskalation dadurch unkontrollierbar wird. Hat der Bedroher erst einmal Körperkontakt hergestellt – in der Traumaliteratur heißt das »Hands-on« –, besteht die Gefahr, dass der Totstellreflex ausgelöst wird.

Deshalb ist das Ziel der Charmeoffensive und Unterwerfungsaktion, durch das eigene Tun so viel Kontrolle wie möglich über den Bedroher zu bekommen. Das Verhalten setzt sich aus dem Repertoire Gehorsam, Unterwerfung, Schmeichelei oder Anpassung der eigenen Bedürfnisse und Wünsche an die des Bedrohers zusammen und geht bis hin zur Aufgabe des eigenen Willens.

Von außen betrachtet wirkt das manchmal wie Zustimmung oder der Wille zur Kooperation. Allerdings sollte man sich davon nicht täuschen lassen. Es gilt, nie zu vergessen, dass der »Bambi-Reflex« eine Anpassungsstrategie bei Abhängigkeitsmustern oder eine Überlebensstrategie in traumatisierenden Grenzüberschreitungen ist. In extremen Fällen (zum Beispiel beim »Stockholm-Syndrom«) kann das auch bedeuten, dass das Opfer die Wünsche des Täters erfüllt, seine Ansichten teilt oder vorgibt, dessen Verhalten zu unterstützen.

Das Dilemma des inneren Kindes

Bisher habe ich immer wieder von der Not des Kindes in einer emotional und/oder gewalttätig missbräuchlichen Familie oder Lebenssituation gesprochen und die verschiedenen Verteidigungsreaktionen auf diese Bedrohung dargestellt. Wie bereits festgestellt, ist der »Bambi-Reflex« eine mögliche Deeskalationsstrategie, um weitere Bedrohung zu vermeiden. Das ist das, was das Kind unbewusst und nach einem Lernprozess auch bewusst einsetzt: sein Coping-Verhalten, könnte man sagen. Aber wie sieht es im Inneren des Kindes aus?

Lassen Sie mich versuchen, die Psychodynamik zu beschreiben, die das innere System nicht zur Ruhe kommen lässt. Ein seelisch missbräuchliches Familiensystem ohne explizite körperliche/sexuelle Gewalt soll als Beispielszenario dienen. Hilfreich ist dabei der Gedanke, dass das Ich aus verschiedenen Anteilen zusammengesetzt ist – wie ein Puzzle. Sie verkörpern die Niederschläge wichtiger Bindungserfahrungen des eigenen Lebens. Diese Anteile, man nennt sie auch Ich-Zustände oder Ego-States, sind neuronal vernetzte Strukturen im Hirn, die einen

Zusammenschluss von unter anderem Kognitionen, Gefühlen, Körperempfindungen und Handlungsimpulsen darstellen, die bei ihrer Entstehung präsent waren. Wer als Kind immer wieder hört: »Du bist eine nichtsnutzige Plage, alles wäre leichter ohne dich«, wird diesen Moment der seelischen Vernichtung durch Mutter oder Vater mit allen Gedanken, Gefühlen und Körperempfindungen im autobiografischen Gedächtnis abspeichern. Je öfter das gesagt wird, desto mehr wird die Fremdbeschreibung seiner Person durch andere generalisiert und sein Selbsterleben wird zu einer Mischung aus Angst, Scham und Depression. Die Angst vernichtet das ersehnte Sicherheitsgefühl, die Scham ist der Tod des Selbstwertgefühls und die Depression zerstört die Lebendigkeit.

In diesem Moment wird in der Psyche des Kindes ein neuronales Erinnerungs-Netzwerk, ein Muster über verschiedene Hirnebenen, geknüpft und im autobiografischen Gedächtnis als Erinnerungsspur abgelegt. Vereinfacht müssen wir zwei Gedächtnissysteme unterscheiden: Das explizite Gedächtnis – auch Wissensgedächtnis genannt: Darunter versteht man Inhalte, die aktiv gelernt wurden und aktiv wieder abgerufen werden. Zum Beispiel: Paris ist die Hauptstadt Frankreichs. Im Gegensatz dazu werden im impliziten Gedächtnis Erfahrungen und Fähigkeiten gespeichert, die unbewusst abgerufen werden, zum Beispiel Fahrradfahren, Rollschuhfahren. Sie können ebenfalls abgerufen werden, auch wenn man die entsprechende Tätigkeit jahrelang nicht gemacht hat. Um besser zu verstehen, wie Netzwerke im Gehirn geknüpft werden, sei an dieser Stelle an die Hebbsche Plastizität oder das Hebbsche Gesetz erinnert: »Neuronen, die zusammen feuern, verdrahten sich miteinander – Neuronen, die sich verdrahten, feuern miteinander«, schrieb der kanadische Professor für kognitive Psychobiologie schon 1949.[29] Dieses Muster, das im expliziten und mehr noch im impliziten Gedächtnis angelegt wird, hat in der Literatur verschiedene Bezeichnungen.

- Inneres Schema (Kognitive Verhaltenstherapie)
- FDV-Programm (Fühl-Denk-Verhalten, Luc Ciompi)
- Schemakonstrukt (Klaus Grawe)
- Ego-State (John Watkins)
- Muster (Gunther Schmidt)

Die einzelnen Konzepte, ihre Gemeinsamkeiten und Unterschiede können hier nicht im Detail behandelt werden. An dieser Stelle soll aber der bekannte Schweizer Psychiater Luciano »Luc« Ciompi mit einem längeren Zitat zu Wort kommen. Seine Aussage ist zum Verständnis der beschriebenen Musterbildung im Moment der seelischen Verletzung des Kindes hilfreich. Er schreibt: »Situativ zusammengehörige Gefühle, Wahrnehmungen und Verhaltensweisen verbinden sich zu funktionierenden Einheiten im Sinn von integrierten Fühl-, Denk- und Verhaltensprogrammen (abgekürzt: FDV-Programme), die sich in ähnlichen Situationen immer wieder neu aktualisieren und gegebenenfalls auch modifizieren. Solche FDV-Programme erscheinen als die eigentlichen Bausteine des ›psychischen Apparats‹ (Freud); die ganze Psyche kann als ein komplex gegliedertes Gefüge von funktionellen FDV-Programmen gesehen werden.«[30]

Dieses Schema, dieses »beschämte innere Kind« ist ein neuronaler Aktivierungszustand, der sich als Bild in der inneren neuronalen Erlebensmatrix einbrennt. Salopp könnte man sagen: Da wird eine Schublade angelegt, da steht außen drauf: »Ich bin es nicht wert, geliebt zu werden.« Das bleibt, bis irgendwann die Schublade aufgeht, vielleicht 30 oder 40 Jahre später, wenn der Mann von seiner Frau verlassen wurde und der Mann wie das Kind von damals reagiert. Leider wissen wir heute aus der Forschung, dass der Mandelkern (Amygdala, der Rauchmelder des Gehirns für Gefahr) Informationen behält, die er einmal als bedrohlich erkannt hat. Die Amygdala vergisst nichts, die Information ist löschungsresistent. Alles, was beim Erlernen mit starken Emotionen verbunden war, ist für immer eingebrannt.[31] Hier muss in der Therapie angesetzt werden. Auch wenn die Grunderfahrung des inneren Kindes nicht direkt lösbar ist, können doch neue Strukturen im Sinne von Umleitungen geschaffen werden.

Eine Lösungsstrategie, die das Kind früh versucht, ist, die Botschaft der Eltern nach innen zu nehmen und sich erzwungenermaßen mit den Fremdbewertungen zu identifizieren: Ich bin so, wie sie sagen. Um zu überleben, finden eine Identifikation mit den Botschaften der Eltern und der Versuch statt, alles richtig zu machen, um doch noch einen wohlwollenden Blick von Mutter oder Vater zu erhaschen. Das ist die Geburtsstunde des inneren Kritikers. Auf die Darstellung dieser allgemeinen Dynamik sollen jetzt die einzelnen Schritte und die Entstehung des sogenannten inneren Kritikers oder Entwerters erläutert werden.

Die Dynamik des inneren Systems

Der innere Kritiker oder Entwerter der Persönlichkeit entsteht in der frühen Kindheit durch das Lernen am Modell, also in den Beziehungen zu unseren Bezugspersonen. Besonders prägend sind die Beziehungen zu den primären Bezugspersonen, von denen wir in unserer Kindheit emotional und eine Zeit lang auch körperlich vollkommen abhängig waren. Anteile, die unter Stress entstehen, besonders solche, die unter traumatischem toxischem Stress geprägt werden, entwickeln sich zwangsläufig, indem der Organismus auf die angeborenen Abwehrsysteme zurückgreift (siehe Kapitel 1). So haben wir Anteile, die mit der Erfahrung verbunden sind, wie es ist, zu flüchten, zu kämpfen, einzufrieren oder sich zu unterwerfen. Diese konditionierten Muster dienen der (Über-)Anpassung an etwas, das uns bedroht. Sie werden immer wieder durch Bedrohungssituationen getriggert (bis ins erwachsene Leben hinein).

Im Elternhaus gibt es ständig Gefahr und Unsicherheit: entweder die Gefahr passiver Verlassenheit durch Vernachlässigung und Nicht-gesehen-Werden oder aktiver Verlassenheit durch seelischen Missbrauch und/oder gar Misshandlung. Die Eltern bieten keine ausreichend sichere Bindung und zeigen kein positives Feedback, an dem man wachsen könnte. Die Folge beim Kind: Furcht, Angst, Verlassenheit. Diesen Zustand fasst Daniel Schreiber prägnant zusammen: »Nichts ist einsamer als die Einsamkeit des Nicht-gesehen-Werdens, des Nicht-erkannt-Werdens. Nichts fühlt sich wie ein größerer Sinnverlust an als das von ihr verursachte Schweigen.«[32]

Wir finden innere Kindanteile – wir sagen innere Kinder –, die diese emotionalen Erfahrungen tragen: das verlassene Kind, das beschämte Kind, das wütende Kind, ... Der Bindungswunsch bzw. das Wissen, ohne Bindung nicht überleben zu können, führen beim Kind zu einer verzweifelten Suche nach der Ursache, warum die Bindungspersonen abwesend, kalt und auch traumatisierend sind/waren. Die Lösung besteht scheinbar darin, sich auf Perfektion zu programmieren: Wenn ich alles richtig mache, richtig und pflegeleicht bin, werde ich angenommen und geliebt.

Bei fortwährender Verstärkung dieses seelischen Missbrauchs durch die Eltern verbinden sich die Nervenbahnen zu komplexen Netzwerken und formen das, was wir den inneren Kritiker nennen. Er dominiert das gesamte Denken. Walker schreibt dazu: »Die Negativität des inneren Kritikers programmiert im Gehirn einen die eigene Person ablehnenden Perfektionismus. Gleichzeitig steigert er sich unablässig in Gefahren- und Katastrophen-Visionen hinein.«[33]

Ein Ausweg aus dieser Situation, auf den das Kind kommt, könnte vielleicht so lauten: »Wenn ich schuld bin, dann kann ich etwas ändern. Es muss etwas sein, das von den anderen als ›schlecht‹ an mir bewertet wird. Davon höre ich ständig jede Menge. Wenn ich das ›Böse‹ lassen kann, können sie mich vielleicht lieben. Wenn ich vollkommen, perfekt, fehlerfrei und angepasst bin, so wie sie mich haben wollen, dann müsste es klappen.« So entstehen rigide Über-Ich-Strukturen, die wir als den inneren Kritiker bezeichnen.

Aus dem Über-Ich (die gelernten Regeln und Normen von den Eltern, um Akzeptanz zu bekommen) entwickelt sich langsam der innere Kritiker – das übersteuerte Über-Ich, das verzweifelt versucht, den Beifall der Eltern zu erringen. Wenn Perfektion das nicht schafft, wird der innere Kritiker immer feindseliger und bissiger. Walker erläutert: »Er verkommt zu einer bösartigen, inneren Stimme, die immer mehr Selbsthass, Selbstekel und Selbstaufgabe demonstriert. Der Innere Kritiker gibt Ihnen unaufhörlich die Schuld an Unzulänglichkeiten, die seiner Meinung nach die Ursache für die Ablehnung der Eltern sind. Er versteht einfach nicht, dass die wahre Ursache in den Unzulänglichkeiten der Eltern liegt.«[34]

Wie kann man die Funktion des inneren Kritikers verstehen?

Aus hypnotherapeutischer Sicht ist der innere Kritiker ein kreativer Versuch, sich so an die Umwelt anzupassen, dass man seelisch überleben kann – das bedeutet, alles zu tun, um zu gefallen. Wenn ständiges Verstecken oder wütendes Protestieren keine Optionen im Elternhaus sind, dann ist die »Bambi-Reaktion« ein mögliches Coping-Verhalten, das zumindest hilft, die Spannung zu minimieren. Das verängstigte, beschämte innere Kind versucht, besonders süß, brav, lustig und pflegeleicht zu sein, um die aufziehenden Gewitterwolken zu vertreiben. Damit das gelingt, wird es vom inneren Kritiker ständig drangsaliert, alles noch besser und perfekter zu machen. Wenn etwas nicht gelingt, die Situation am Esstisch doch wieder eskaliert und die Fetzen fliegen, haut der Kritiker innerlich nochmal richtig drauf und gibt dem Kind die Schuld: »Wenn du dich mehr anstrengen würdest ... Hättest du nur besser aufgepasst ... Warum widersprichst du deinem Vater ...? So werden sie dich niemals mögen ...«

Um die illusorische Hoffnung aufrechtzuerhalten, eines Tages die Zustimmung und Liebe der Eltern doch noch zu gewinnen, eskaliert das ängstliche Streben des Kindes. Das kann zu einem Perfektionismus führen, der obsessive/zwanghafte Züge annimmt. Das ist die Geburtsstunde des inneren Machthabers, der Perfektion und Fehlerlosigkeit einfordert. Sein Perfektionismus ist die beispiellose Schutzabwehr für emotional verlassene und missbrauchte Kinder. Perfektionismus-Ich-Zustände geben dem machtlosen und nicht unterstützten Kind einen neuen Sinn, eine Richtung und eine Hoffnung auf Leben: »Wenn ich mich nur richtig anstrenge ...« Doch das ist, wie wir wissen, eine Illusion.

Die wichtigsten Angriffsmethoden des inneren Kritikers könnte man so beschreiben: Der Kritiker ist ein extrem negativer Wahrnehmungsprozess, der sich ständig selbst erneuert. Er sieht Katastrophen in der Luft liegen, die schon im nächsten Moment das volle Programm der Verteidigung in Gang setzen können: Das emotional vernachlässigte Kind wird von einem übererregten sympathischen Nervensystem in eine zunehmende Hypervigilanz getrieben. Die Folge ist eine extreme Wachsamkeit im Bemühen, Gefahren zu erkennen, vorherzusehen und sie zu vermeiden. Diese Hypervigilanz wurzelt im gesamten Dasein des Betroffenen. Sie engt die Aufmerksamkeit auf ein unablässiges wachsames Abtasten der Mitmenschen ein – nicht nur in der Familie.

Die Rolle der toxischen Scham

Bei emotionalem Missbrauch spielt elterliche Abwertung eine wichtige Rolle. Sie erzeugt im Kind eine toxische Scham, die wiederum der emotionale Nährboden der Verlassenheitsdepression ist. In diesem Sinne ist toxische Scham der Affekt oder der emotionale Ton des inneren Kritikers, mit der er versucht, auf das Kind einzuwirken: Das Kind fühlt sich von Scham besudelt. Scham ist normalerweise bis zu einem gewissen Grad gesund. Sie stellt die Selbstregulierung einer emotionalen Reaktion dar. In diesem Fall aber nicht: Der Perfektionismus des inneren Kritikers ist eine instinktive Abwehrreaktion emotional vernachlässigter Kinder, wie sie in Abbildung 3 dargestellt wird.

Die Abbildung zeigt oben links die traumatisierende Bindungserfahrung der Kindheit und oben rechts die aktuellen affektiven Reaktionen auf einen Verlust von Bindung und Sicherheit.

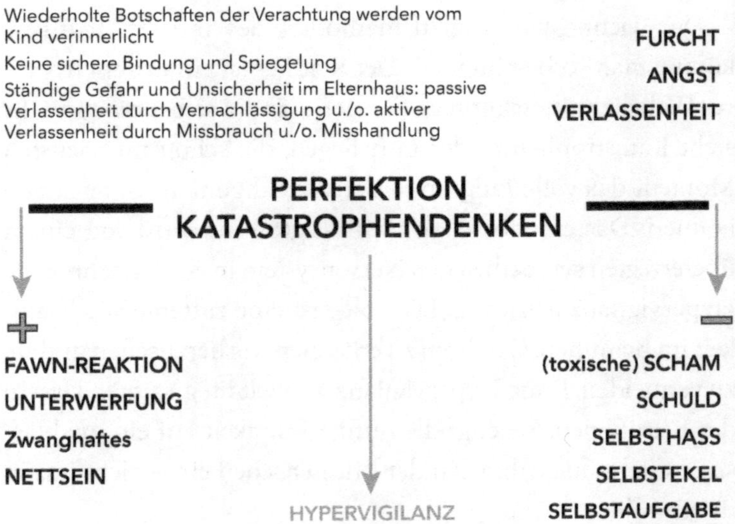
Wiederholte Botschaften der Verachtung werden vom Kind verinnerlicht
Keine sichere Bindung und Spiegelung
Ständige Gefahr und Unsicherheit im Elternhaus: passive Verlassenheit durch Vernachlässigung u./o. aktiver Verlassenheit durch Missbrauch u./o. Misshandlung
FURCHT
ANGST
VERLASSENHEIT
PERFEKTION
KATASTROPHENDENKEN
FAWN-REAKTION
UNTERWERFUNG
Zwanghaftes
NETTSEIN
HYPERVIGILANZ
(toxische) SCHAM
SCHULD
SELBSTHASS
SELBSTEKEL
SELBSTAUFGABE

Abbildung 3: Perfektion und Katastrophe

Die Löschungsstrategien in der weiteren Entwicklung sind zum einen der verzweifelte Versuch, alles richtig zu machen und zu gefallen (Suche nach Perfektion) und zum anderen eine ständige Übererregung und Angst vor Versagen sowie unlösbaren Herausforderungen (katastrophalisierendes Denken). Gelingt es, sich dem Perfektionswunsch der Eltern anzunähern, können sich die Fawn-Reaktion, die Unterwerfung und das zwanghafte Nettsein als Lösungsstrategie entwickeln (linke Seite). Kann das Kind die Ansprüche nicht erfüllen, erzwingt der innere Kritiker toxische Scham, Schuld, Selbsthass usw.

Kurze Zusammenfassung des ersten Teils

Was wir bereits wissen: Der primäre Zweck der »Bambi-Reaktion« besteht darin, eine Gefahr zu minimieren und Sicherheit zu gewährleisten. Weitere Aspekte, die auch wichtig sind, umfassen:

- **Anpassung:** Durch Anpassung und Beschwichtigung gegenüber einer Bedrohung oder einer dominanten Person soll der Frieden gewahrt werden.
- **Vermeidung von Konfrontation:** Durch Beschwichtigen und Anpassen kann eine Person offene Konflikte und die damit verbundenen Risiken und Unsicherheiten vermeiden.
- **Wiederherstellung von Kontrolle:** Indem eine Person aktiv versucht, die Launen oder Anforderungen des Aggressors zu erfüllen, kann sie ein Gefühl von Kontrolle über die Situation zurückgewinnen, auch wenn diese Kontrolle nur scheinbar besteht.
- **Erhöhung des Selbstwertgefühls:** Manchmal dient die »Bambi-Reaktion« dazu, das eigene Selbstwertgefühl zu steigern, indem eine Person positive Rückmeldungen und Bestätigung von anderen sucht.
- **Aufbau sozialer Bindungen:** Durch den »Bambi-Reflex« kann eine Person versuchen, positive soziale Beziehungen zu fördern, um Unterstützung und Schutz in gefährlichen oder stressigen Situationen zu gewinnen.

Die »Bambi-Reaktion« ist eine komplexe und meist unbewusste Anpassungsstrategie, die wie die anderen Defensivstrategien (Flucht, Kampf, Erstarren) kurzfristig zur Stressreduktion nützlich ist, aber langfristig das Gefühl der Hilflosigkeit und Selbstaufgabe potenziell verstärkt. Für Erwachsene entstehen dadurch massive Probleme bei der Selbstabgrenzung, Selbstverwirklichung und Selbstliebe.

Manifestationen und Auswirkungen

Teil 2

Kapitel 6: Der »Bambi-Reflex« bei Erwachsenen

Unser Fokus war bisher darauf gerichtet, die Bambi-Reaktion als Schutzreaktion zu beschreiben, die in der Kindheit erlernt und trainiert wird. Wurde sie in dieser Lebensphase erfolgreich genutzt, wird sie über positive Feedback-Schleifen im Gehirn manifestiert und entwickelt sich zum normalen Verhaltensrepertoire der heranwachsenden Persönlichkeit eines Menschen. Jeder kennt erwachsene Frauen und Männer, von denen man vermuten kann, dass sie den »Bambi-Reflex« noch immer zur Kontrolle sozialer Interaktionen nutzen, wie am folgenden Beispiel aus meiner psychotherapeutischen Praxis deutlich wird.

• • • • • Anna ist 35 Jahre alt und arbeitet seit fünf Jahren als Assistentin in einer großen Marketingfirma, wo sie für ihre freundliche und hilfsbereite Art bekannt ist. Sie wuchs in einem Haushalt auf, in dem ihre Eltern sehr hohe Erwartungen an sie stellten und sie oft kritisierten, wenn sie diese Erwartungen nicht erfüllte. Um Konflikte zu vermeiden, entwickelte Anna schon früh die Strategie, es allen recht machen zu wollen, nett und pflegeleicht zu sein.

In einer Therapiestunde berichtete sie mir Folgendes: Die Marketingfirma, in der sie 20 Stunden die Woche arbeitete, hatte einen neuen Abteilungsleiter eingestellt: Herrn Meier. Herr Meier ist für seinen autoritären Führungsstil und seine launische Art bekannt. In Meetings neigt er dazu, Mitarbeiter öffentlich zu kritisieren, und er erwartet, dass seine Anweisungen ohne Widerspruch ausgeführt werden. Anna schien immer mehr unter der Arbeitssituation zu leiden, sie entwickelte eine Schlafstörung, startete schon ängstlich in den Tag und litt unter der Doppelbelastung von Arbeit und dem heimischen Haushalt mit ihrem 8-jährigen Sohn.

In den Therapiestunden sprachen wir immer wieder über die Situation in der Firma und zu Hause. Es wurde deutlich, wie sehr Anna dazu bereit war, sich anzupassen. Jedes Mal, wenn Herr Meier meine Patientin um etwas bat, sagte sie sofort ja, auch wenn sie bereits überlastet war oder die Aufgabe eigentlich nicht zu ihrem Verantwortungsbereich gehörte. Sie ging sogar so weit, dass sie persönliche Termine verschob, um seine Anforderungen zu erfüllen. Das brachte sie natürlich in Bezug auf ihre sogenannten »häuslichen Pflichten« (Originalton Anna) gehörig unter Druck. Wir sprachen über ihre Form der Konfliktvermeidung. Wenn Herr Meier in einem Meeting jemanden scharf kritisierte, versuchte Anna sofort, die Situation zu entschärfen, indem sie zustimmende Bemerkungen machte oder ihm recht gab, auch wenn sie eigentlich anderer Meinung war.

Was können wir daraus lernen? Anna befindet sich in einem Teufelskreis: Je mehr sie meint, nichts richtig zu machen und »wertlos« zu sein, umso stärker ist ihr Drang nach Bestätigung. Anna sucht ständig nach positiver Rückmeldung von Herrn Meier und zeigt sichtbare Erleichterung, wenn er sie lobt. Sie bemüht sich, seine Erwartungen zu antizipieren und zu erfüllen, oft auf Kosten ihrer eigenen Arbeit und ihres Wohlbefindens, was sie Richtung Burn-out treibt. Auch zu Hause versucht sie, alles zu tun, um ihren Mann und ihren Sohn nicht zu enttäuschen.

Die »Bambi-Reaktion«, diese Vernachlässigung der eigenen Bedürfnisse, diese Form der Selbstaufgabe zugunsten der Zufriedenheit anderer, führt dazu, dass Anna sich zunehmend erschöpft und gestresst fühlt. Ihre Arbeitsleistung leidet an ihrer mangelnden Konzentration, weil sie zu viele Aufgaben gleichzeitig jongliert. Privat zieht sie sich mehr und mehr zurück, weil sie sich ständig ausgebrannt und überfordert fühlt, was wiederum Ehekonflikte und Vorwürfe ihres Mannes provoziert.

Wie kann sich die in der Kindheit erlernte »Bambi-Reaktion« im Kontext von Erwachsenen auf verschiedene Weisen manifestieren und welche spezifischen Funktionen und Auswirkungen hat sie? Darum geht es im Folgenden.

Die subjektiven Symptome der »Bambi-Reaktion« bei Erwachsenen

Tanja Seiffert, Senior-Online-Redakteurin des Frauenmagazins *petra*, schrieb im Februar 2024 einen Beitrag mit dem Titel: »Fawn Response: 10 Anzeichen, dass du unter dem Bambi-Effekt leidest«.[35] Der Trend, dass vor allem solche Magazine das Thema aufgreifen, kommt aus den USA, wo es eine breite populärpsychologische Flut von Veröffentlichungen dazu gibt. Sie müssen nur im Internet in eine Suchmaschine Fawn Reaction eingeben. In diesem Buch sollen allerdings eher faktenfundierte Ergebnisse zusammengetragen werden, wie sich die »Bambi-Reaktion« bei Erwachsenen manifestiert und wie der Begriff in der Psychologie diskutiert wird.

Wenn ich zurückblicke, dann haben Menschen, die zum zwanghaften Nettsein neigen, in der Therapie meist folgende Probleme als erstes benannt: »Ich kann nicht Nein sagen« und/oder »Ich kann mich nicht abgrenzen«. In der Selbstschilderung wurden häufig weitere Punkte hinzugefügt:

- »Ich möchte von allen gemocht werden und leide sehr darunter, wenn das nicht so ist.«
- »Ich bemühe mich immer um Harmonie und sorge für andere.«
- »Ich stelle meine Bedürfnisse und Meinungen hintenan.«
- »Ich entschuldige mich für alles und jeden, damit kein Konflikt entsteht.«

In der Regel fällt es Menschen mit den genannten Charaktereigenschaften schwer zu erklären, warum sie so sind, wie sie sind. Erst die Nachfrage, wie sie als Kinder waren, und die damit zusammenhängenden Schilderungen bringen erste Bezüge zwischen dem Heute und der Vergangenheit ans Licht.

Um es noch einmal deutlich zu sagen: Der »Bambi-Reflex« ist eine kreative und zu wertschätzende Reaktionsstrategie, die zwar aktiv bewusst und unbewusst gestaltet wird, aber doch einen hohen Preis bezüglich Selbstentwicklung und Unabhängigkeit hat. Sie ist sicher besser, als wenn jemand nach belastenden und traumatisierenden Kindheitserlebnissen in einen chronifizierten Totstellreflex verfällt, der sich später in Depression, Antriebslosigkeit, dem Gefühl tiefen Mangels oder Identitätsverlust zeigen kann. Demgegenüber ist der »Bambi-Reflex« eine proaktive Strategie: Durch eigenes Tun wird versucht, die Destruktivität und Ausweglosigkeit einer sozialen Interaktion zu begrenzen. Das hilft auch ein Stück weit aus einer schwer zu ertragenden Hilflosigkeit heraus und vermittelt zumindest die Option (oder Illusion): »Ich kann etwas tun und bin nicht vollständig ausgeliefert.« Das führt zu verschiedenen, sehr individuell ausgestalteten Persönlichkeitsstilen, die ich Ihnen anhand von Beispielen aus meiner Praxis näherbringen möchte.

Beispiele für die verschiedenen Persönlichkeitsstile bei Erwachsenen mit »Bambi-Reaktion«

Übermäßiges Einverständnis und Gefallenwollen

Wibke, eine 42-jährige Büroangestellte, kommt in Begleitung ihres Ehemanns in die Praxis. Sie klagt über anhaltende Unzufriedenheit und ein zunehmendes Gefühl der Erschöpfung. Wibke zeigt oft übermäßiges Einverständnis mit den Vorschlägen und Entscheidungen ihres Ehemannes, Sie versucht, es allen in der Familie und am Arbeitsplatz recht zu machen, um Konflikte zu vermeiden. Sie neigt dazu, ihre eigenen Bedürfnisse und Wünsche zu unterdrücken und sich den Wünschen anderer unterzuordnen. Sie stimmt anderen auch dann zu, wenn sie anderer Meinung ist - »um des lieben Friedens willen«.

Selbstaufopferung

Lena, eine 38-jährige Lehrerin, sucht psychologische Hilfe, da sie sich zunehmend ausgebrannt und emotional erschöpft fühlt. Sie berichtet, dass sie sich ständig für andere aufopfert und dabei ihre eigenen Bedürfnisse vernachlässigt. Während des Erstgesprächs erzählt Lena, dass sie in nahezu allen Lebensbereichen - beruflich wie privat - danach strebt, es anderen recht zu machen. Sie übernimmt regelmäßig zusätzliche Aufgaben für ihre Kollegen und hilft ihren Schülern über ihre Arbeitszeit hinaus. Zu Hause kümmert sie sich um die Bedürfnisse ihres Ehemanns und ihrer zwei Kinder, ohne jemals um Unterstützung zu bitten. Diese Reaktion hat ihre Wurzeln in ihrer Kindheit, die sie in einem strengen Elternhaus verbracht hat. Der Vater war evangelischer Pastor, die Mutter Sozialarbeiterin. Lena lernte früh, dass Zustimmung und Selbstaufopferung der beste Weg waren, um Konflikte zu vermeiden und Liebe und Anerkennung zu erhalten.

• • • • • *Ein freundliches Gesicht zeigen*

Martin, ein 35-jähriger Vertriebsleiter, sucht therapeutische Hilfe, da er sich zunehmend erschöpft und innerlich zerrissen fühlt. Er berichtet, dass er in seiner Arbeitsumgebung oft übermäßig freundlich und charmant ist, besonders gegenüber seinem autoritären Chef und anderen höhergestellten Kollegen. Selbst in stressigen oder unangenehmen Situationen lächelt er und stimmt zu, obwohl er das eigentlich nicht möchte. Er vermeidet es, Kritik zu äußern oder seine eigenen Ideen vorzutragen - aus Angst, negativ bewertet oder abgelehnt zu werden. Stattdessen lacht er häufig, auch wenn ihm nicht danach ist, um eine freundliche und kooperative Fassade aufrechtzuerhalten. Diese Reaktionsweise, bei der er durch übermäßige Freundlichkeit, Lachen und Anpassung versucht, Konflikte zu vermeiden und Anerkennung zu erlangen, hat ihren Ursprung in seiner Kindheit. Er wuchs in einem strengen Elternhaus auf, wo er lernte, dass Zustimmung und ein Lächeln der beste Weg waren, um die Strenge und Kritik seines autoritären Vaters zu vermeiden.

• • • • • *Geringes Selbstwertgefühl*

Kerstin, eine 29-jährige Grafikdesignerin, sucht psychologische Unterstützung, da sie unter einem chronischen Gefühl von geringer Selbstachtung leidet und ständig nach äußerer Bestätigung strebt. Sie berichtet, dass sie sich häufig unsicher und wertlos fühlt, was ihr berufliches und privates Leben stark beeinträchtigt. Im Gespräch erklärt Kerstin, dass sie in ihrem Job oft übermäßig freundlich und zuvorkommend ist, insbesondere gegenüber ihren Vorgesetzten und Kunden. Sie nimmt regelmäßig zusätzliche Aufgaben an und arbeitet häufig länger, um Anerkennung und Lob zu erhalten. Dennoch fühlt sie sich oft wertlos und zweifelt an ihrer Kompetenz. Im Privatleben zeigt sich ein ähnliches Muster: Kerstin ist in Beziehungen und Freundschaften stets bemüht, die Erwartungen anderer zu erfüllen und Konflikte zu vermeiden, da sie glaubt, nicht liebenswert zu sein. Sie hat große Schwierigkeiten, ihre eigenen Bedürfnisse und Wünsche zu äußern, weil sie Angst hat, abgelehnt oder kritisiert zu werden. Stattdessen sucht sie kontinuierlich nach Bestätigung von außen, sei es durch Komplimente, soziale Medien oder Zustimmung von Freunden und Familie.

● ● ● ● ● *Schwierigkeiten, Nein zu sagen*

Oliver, ein 34-jähriger Mitarbeiter der Stadtverwaltung, kommt in die Beratung, weil er sich zunehmend überfordert und gestresst fühlt. Er berichtet, dass er Schwierigkeiten hat, Nein zu sagen und Anfragen von Bürgern abzulehnen, selbst wenn sie unvernünftig oder unangemessen sind. Diese Verhaltensweise beeinträchtigt sowohl sein berufliches als auch sein privates Leben stark. Im Erstgespräch bekomme ich den Eindruck, dass Oliver in seinem Job oft mit zusätzlichen Aufgaben und Projekten überhäuft wird, weil er selten ablehnt. Seine Kollegen und Vorgesetzten wissen, dass er bereitwillig jede Aufgabe übernimmt, was dazu führt, dass er die Wochenarbeitszeit oft überzieht und kaum Zeit für sich selbst hat. Er erklärt, dass er Angst hat, als unkooperativ oder faul wahrgenommen zu werden, wenn er

Nein sagen würde. Er hilft Freunden bei Umzügen, übernimmt zusätzliche Pflichten im Haushalt und lehnt eine Bitte um Hilfe selten ab. Das führt zu einer ständigen Erschöpfung und dem Gefühl, dass seine eigenen Bedürfnisse und Wünsche nie Priorität haben.

∘∘∘∘∘ *Perfektionismus*

Tarik, ein 40-jähriger Ingenieur, fühlt sich zunehmend ausgelaugt und gestresst. Er berichtet, dass er ständig bestrebt ist, perfekt zu sein und keine Fehler zu machen, um Kritik oder Ablehnung zu vermeiden. Im Erstgespräch erzählt Tarik, dass er in seinem Job regelmäßig Überstunden macht und oft bis spät in die Nacht arbeitet, um sicherzustellen, dass seine Projekte fehlerfrei sind. Er überprüft seine Arbeit mehrfach und kann aus Angst, dass andere nicht dieselbe Sorgfalt walten lassen könnten, kaum etwas delegieren. Seine Kollegen und Vorgesetzten schätzen seine Genauigkeit, aber sie bemerken auch seine zunehmende Gereiztheit und Erschöpfung. Im privaten Leben zeigt Tarik ein ähnliches Verhalten: Er bemüht sich, ein perfekter Ehemann und Vater zu sein. Er organisiert Familienaktivitäten bis ins kleinste Detail, sorgt dafür, dass das Haus makellos ist, und übernimmt zahlreiche Verpflichtungen, um sicherzustellen, dass alles reibungslos läuft. Er hat große Schwierigkeiten, sich zu entspannen oder Freizeitaktivitäten zu genießen, weil er ständig besorgt ist, dass etwas schiefgehen könnte. Diese Verhaltensweise hat ihren Ursprung in seiner Kindheit, in der er in einem Umfeld aufwuchs, das stark leistungsorientiert war und in dem Fehler oft streng bestraft wurden. Er lernte früh, dass er nur durch Perfektionismus und Fehlervermeidung Anerkennung und Zuneigung erhalten konnte.

Doch welche kindlichen Denkmuster stecken hinter dem verzweifelten Wunsch, in einem dysfunktionalen System alles richtig zu machen, um sich gesehen und anerkannt fühlen zu dürfen? Darum geht es im folgenden Kapitel.

Typische Denkmuster

Der Grundgedanke ist auch für den Erwachsenen, dass die Welt um ihn herum und die Menschen darin aus seiner Ich-Perspektive heraus keine Sicherheit bieten und man aktiv etwas tun muss, um eine Gefährdung und Bedrohung zu verhindern. Das reale oder eingebildete Bedrohungsszenario, das innere Spannung erzeugt und den »Bambi-Reflex« beim Erwachsenen auslöst, könnte aus verschiedenen Themenbereichen kommen:

- Ich könnte verlassen werden und wäre »mutterseelenallein«.
- Ich könnte beschämt werden.
- Ich könnte bestraft werden.
- Ich könnte nicht mehr geliebt werden.
- Ich könnte bedroht werden, in Lebensgefahr sein und sterben.

All diese Gedankenszenarien – die umso wahrscheinlicher sind, je häufiger sie real erlebt wurden – veranlassen früher das Kind und heute den Erwachsenen zu einer Defensivreaktion, in unserem Fall zu einer »Bambi-Reaktion«. Dieses Gefühl des subjektiven Bedrohtseins löst eine Unterwerfungs-Reaktion (Submit) aus, die mit verschiedenen kognitiven Fehlschlüssen verbunden ist:

- Mein chronisches Gefühl von geringem Selbstwert und Selbstachtung kann ich nur durch Nettsein und Gefallenwollen wettmachen.
- Meine intensive Angst vor Ablehnung oder Verlassenwerden zwingt mich dazu, mich übermäßig anzupassen.
- Um etwas Aufmerksamkeit zu bekommen, bin ich für das Glück und Wohlbefinden der anderen verantwortlich.
- Ich glaube, dass es immer meine Schuld ist, wenn Probleme entstehen.
- Kleinste Meinungsverschiedenheiten oder Kritik können schnell zu einer großen Katastrophe führen.
- Wenn ich das alles nicht mache, wird es noch schlimmer!

Diese negativen Gedankenschleifen, die ständige Selbstkritik und das Gefühl, nie gut genug zu sein, sind vertrackt: Aus ihnen werden ein Ohrwurm und eine Dauerschleife im Kopf, die mit dem Gedanken einhergehen: Wenn dies und das da draußen so mächtig ist und ich so hilflos bin, dann muss ich alles tun, um Kontrolle über die Situation zu bekommen, damit meine schlimmsten Befürchtungen nicht eintreten. Der »Bambi-Reflex« ist der kreative Versuch, aus der drohenden Niederlage einen Triumph zu machen.

Die Funktion der »Bambi-Reaktion«

Wir haben bisher immer wieder die Frage nach der Funktion dieses Stressbewältigungsmechanismus gestellt und auch schon erste Antworten gegeben. Im Folgenden sollen alle Funktionen zusammengefasst und ergänzt werden, um klarer zu erkennen, welche kreative Leistung im »Bambi-Mechanismus« steckt.

Der vielleicht wichtigste Aspekt zuerst: Die »Bambi-Reaktion« ist aus einer hypnosystemischen Sicht ein Überlebensmechanismus, um Bedrohungen und mögliche Aggressionen anderer zu entschärfen und Sicherheit zu gewährleisten. Der Begriff »hypnosystemische Therapie« wurde Anfang der 1980er Jahre von Gunther Schmidt geprägt.[36] Er führte kompetenzaktivierende hypnotherapeutische und lösungsorientierte systemische Ansätze zum ganzheitlichen Konzept der Hypnosystemik zusammen. Probleme und Symptome werden darin als Versuch des Menschen gesehen, eine Lösung für eine Herausforderung zu finden – meist mit suboptimalem Erfolg.

Die »Bambi-Reaktion« dient dem persönlichen Schutz und entsteht besonders in missbräuchlichen oder hochkontrollierenden Milieus. Die Defensivreaktion kann ein probates Mittel sein, um körperliche oder emotionale Sicherheit zu erlangen und Gewalt zu verhindern. Das gilt für Kinder in missbräuchlichen Familiensystemen, Heimen, Schulen, Sportvereinen wie auch für Erwachsene, zum Beispiel für Frauen in Gewaltbeziehungen mit rücksichtslosen Partnern.

Ein weiterer Aspekt ist der Versuch, Bindung und Zugehörigkeit durch Unterwerfungsverhalten zu sichern. Das könnte durch Nettigkeit, Anspruchslosigkeit und die Anpassung an die Bedürfnisse und Wünsche anderer gelingen. Das Verhalten hat zum Ziel, eine Bindung zu sozialen Gruppen oder Individuen zu schaffen – so werden Ablehnung und Isolation vermieden.

In Hochstresssituationen, in denen es um Leben und Tod geht, kann die Unterwerfungsreaktion eine aktive, aber nur kurzfristige Strategie sein, um akuten Stress zu bewältigen und schwierige Situationen zu deeskalieren. In Situationen ohne Lebensgefahr ist sie Teil einer Konfliktlösung durch das gezielte

Vermeiden von Konflikten und das Streben nach Harmonie. So soll eine potenziell gefährliche Situation deeskaliert werden.

Nun kann man sich leicht vorstellen, was es mit dem Selbstwert der betreffenden Person macht, wenn die oben beschriebenen Manöver erfolgreich sind und zur Gewohnheit werden. Wer auf der Suche nach äußerer Bestätigung und Anerkennung durch andere ist, wird hier fündig. Neben dem Lob der Mitspieler, die davon profitieren, dass Konflikte nicht eskalieren, kann man sich selbst für positive Reaktionen mit etwas Stolz belobigen. Hypnosystemisch gesehen handelt es sich allerdings um eine kreative Lösung, die mit einem hohen Preis einhergeht.

Die langfristigen Auswirkungen der »Bambi-Reaktion«

Auch wenn die »Bambi-Reaktion« kurzfristig als Stressbewältigungsstrategie sehr effektiv einsetzbar sein kann und aus hypnosystemischer Sicht unsere ganze Wertschätzung genießen sollte, soll die negative Seite, also der »hohe Preis«, nicht verschwiegen werden: Es gibt Nebenwirkungen. Dazu gehören:

- **Selbstvernachlässigung:** Diese Form der Zentrierung auf die Bedürfnisse der anderen erzwingt ein ständiges Zurückstellen der eigenen Ziele, Wünsche und Bedürfnisse über längere Zeit. Das führt unwillkürlich zu emotionaler Erschöpfung und dem Verlust der eigenen Selbstidentität, was wiederum kreatives Wachstum blockiert. So wird verhindert, dass die Person ihr volles Potenzial ausschöpft.
- **Schwierige Bindungen:** Schaut man in die Zweierbeziehungen dieser Menschen, findet man von der betroffenen Person

häufig eine übermäßige Anpassung und Selbstaufopferung und bei der anderen übermäßige Selbstbezogenheit und Verachtung. Es kann eine emotionale Abhängigkeit von anderen entstehen, da die Person sich auf die Bestätigung und Zustimmung anderer verlässt, um sich sicher und wertgeschätzt zu fühlen. Dafür muss sie aber auf die Strategie der Konfliktvermeidung setzen: So werden notwendige Konflikte und Konfrontationen vermieden, was langfristig zu ungelösten Problemen und Spannungen in Beziehungen führt.

- **Der berufliche Bereich:** Hier hat die Bambi-Reaktion erhebliche langfristige Konsequenzen. Zum einen führen die ständige Anpassung und das Bemühen, es allen recht zu machen, zu Burn-out, Erschöpfung und massiven Schwierigkeiten, für sich selbst einzutreten und eigene Bedürfnisse und Ambitionen zu äußern. Das wiederum schmälert die eigenen Chancen auf individuelle berufliche Entwicklung und Karriere, außer man definiert sich selbst als bescheidenen Menschen der zweiten Reihe und schwärmt davon, wie gut es sich im Schatten anderer leben lässt.

Langfristig kann eine »Bambi-Reaktion« meines Erachtens also zu erheblichen negativen Auswirkungen auf die psychische und physische Gesundheit, zwischenmenschliche Beziehungen, den beruflichen Erfolg und die allgemeine Lebenszufriedenheit führen. Es ist wichtig, dass Menschen, die diese Reaktion häufig zeigen, Unterstützung und gegebenenfalls therapeutische Hilfe suchen, um gesündere Bewältigungsstrategien zu entwickeln und ein ausgewogenes und erfülltes Leben führen zu können.

Kapitel 7: Der »Bambi-Reflex« als Kulturphänomen

Bevor wir nun auf Abhilfe und Veränderung beim »Bambi-Reflex« zu sprechen kommen und ich einige Lösungen für das »Bambi-Dilemma« anbiete, gibt es ein paar Randthemen, die mir beim Schreiben eingefallen sind und auf die ich Sie neugierig machen möchte.

Das Thema dieses Buches, der »Bambi-Reflex«, ist kein individuelles psychologisches Thema von mir, von Ihnen und den Nachbarn von nebenan. Es findet auch Widerhall in sozialen Medien, in der Literatur, im Film und auf anderen kulturellen Gebieten. Noch pointierter möchte ich sagen: »Fawning« ist längst kein individuelles Phänomen mehr. In einer Gesellschaft, die zunehmend von selbsternannten Influencern, Selbstoptimierung und Gruppenzugehörigkeit geprägt ist, hat sich diese Strategie zu einem verbreiteten Verhaltensmuster entwickelt. Likes, retuschierte Selfies, zustimmende Kommentare: Vieles davon ist nach meinem Empfinden nicht nur Ausdruck echten Interesses, sondern auch des Wunsches, anerkannt und gemocht zu werden. Kritik oder gar Konfrontation werden vermieden, um keinen Shitstorm zu riskieren oder aus der sozialen Blase ausgeschlossen zu werden. Besonders in Cancel-Culture-Debatten ist zu beobachten, dass Menschen sich anpassen, um nicht selbst in den Fokus negativer Aufmerksamkeit zu geraten.

Das ist aber nicht alles. Im Folgenden soll es auch um echtes und unechtes Lachen gehen, um den »Bambi-Reflex« in verschiedenen Kulturen und um einen oscarnominierten Film.

Fawning: Soziale Medien und Online-Interaktionen

Lassen Sie mich an dieser Stelle ein faszinierendes und zugleich besorgniserregendes Thema ansprechen: die »Bambi-Reaktion« und die Rolle sozialer Medien und digitaler Interaktionen bei ihrer Verstärkung oder Veränderung. Dazu zwei Gedankenschritte:

1. Die »Bambi-Reaktion« ist eine Anpassungsstrategie, die Menschen oft in stressigen oder bedrohlichen Situationen anwenden, um Konflikte zu vermeiden und Sicherheit zu suchen – das wissen wir bereits.
2. In unserer digitalisierten Welt nehmen soziale Medien und Online-Interaktionen einen immer größeren Raum in unserem Leben ein und beeinflussen unsere Verhaltensweisen und psychischen Reaktionen erheblich.

Hängen beide Phänomene zusammen? Wie beeinflussen sie einander? Es lässt sich nicht leugnen – auch wenn viele »Best Ager« versuchen, den Einfluss sozialer Medien auf ein Minimum zu beschränken: Soziale Medien sind für die meisten, vor allem jüngeren Menschen zu einem integralen Bestandteil des täglichen Lebens geworden. Sie widmen ihnen viel Lebenszeit. Plattformen wie Facebook, Instagram, X und TikTok bieten die Möglichkeit, mit anderen zu kommunizieren, Informationen auszutauschen und sich selbst darzustellen. Das ist sicher alles richtig, aber wie alles im Leben haben diese Plattformen auch Schattenseiten. Von einem kritischen Standpunkt aus betrachtet, fördern soziale Medien eine Kultur der ständigen Selbstinszenierung und Bestätigungssuche (beziehungsweise -sucht). Deshalb habe ich Bedenken: Ich glaube, dass der »Bambi-Reflex« durch soziale Medien verstärkt wird: Sie ermöglichen uns, unser eigenes Leben ständig mit dem idealisierten Leben anderer zu vergleichen – mit dem angesagter Schauspieler, wichtiger viraler Influencer, von Stars aus der Musikszene, Content-Creators und ihrer Anhängerblase. Dieser Vergleich kann dazu führen, dass Menschen, die zur »Bambi-Reaktion« neigen, verstärkt das Bedürfnis verspüren, anderen zu gefallen und sich anzupassen, um im Netz und im realen Leben akzeptiert und geschätzt zu werden. Diese Bestätigung erfolgt über Likes: Daumen hoch oder runter! Die psychologisch raffinierte Struktur sozialer Medien basiert auf Likes, Kommentaren und Followern. Diese Mechanismen fördern ein Verhalten, bei dem Menschen ständig nach Bestätigung suchen – man will ja wahrgenommen werden, man will »performen«. Für jemanden mit der Neigung zur »Bambi-Reaktion« kann das zu einer verstärkten Abhängigkeit von äußerer Anerkennung und zu einer Selbstdarstellungs-Sucht führen. Als Beispiel fallen mir die jungen Menschen vom Nebentisch beim Italiener ein, die die servierte Pizza erstmal mit dem Handy fotografieren und bei Instagram oder Facebook hochladen, damit alle Follower sehen, wie so eine Pizza aussieht.

Wenn die Strategie, nett zu sein, scheitert, gehen viele junge Menschen in den äußeren und inneren Rückzug: in eine virtuelle Welt der Handys und »Beziehungsersatz-Maschinen«. Ausschließliche Online-Kommunikation kann dazu führen, dass Menschen Konflikte noch stärker vermeiden, da sie die Möglichkeit haben, sich hinter Bildschirmen zu verstecken und unangenehmen Konfrontationen aus dem Weg zu gehen.

»Aber die sozialen Medien bieten doch auch Chancen und digitale Interaktionen, beinhalten Möglichkeiten zur positiven Veränderung«, werden Sie mir entgegnen. Sicher – zum Beispiel wenn Betroffene sich Informationen über ihr Verhalten und den »Bambi-Reflex« aus dem Netz ziehen. Wenn Sie bei YouTube den Begriff Fawn Reaction oder »Bambi-Reflex« eingeben, finden Sie jede Menge Influencerinnen und selbsternannte Lebenshelfer nach US-amerikanischem Vorbild, die auf ihrem Kanal das Thema aufgreifen und sehr verdaulich vermarkten. Als Einstieg in das Thema sicher sehr interessant ... Aber es ist wie bei den meisten Dingen im Leben: Soziale Medien und digitale Interaktionen können sowohl zur Verstärkung als auch zur Veränderung des »Bambi-Reflexes« beitragen.

Echte und zwanghafte Freundlichkeit

Im alltäglichen Sprachgebrauch gibt es eine Wendung, die sehr drastisch versucht zu beschreiben, wenn man die Freundlichkeit seines Gegenübers als nicht echt erlebt: Dann ist jemand »scheißfreundlich«. Der Sprachausdruck erklärt sich wohl von selbst. Wie können wir aber diese zwanghafte Freundlichkeit bei anderen von einer echten, im Körper gefühlten Freundlichkeit unterscheiden?

Lassen Sie mich die sogenannten Unterwerfungsgesten aufzählen, die es beim Menschen (und zum Teil auch bei Tieren) gibt:

- Niederschlagen der Augen,
- Blickkontakt vermeiden,

- Schrägstellen des Kopfes,
- gezwungenes Lächeln,
- sich ducken und kleinmachen,
- sich anpassen.

Das alles sind körperliche Reaktionen, die auf das Vorherrschen einer chronifizierten Unterwerfungsgeste hinweisen. Sie ist den Betroffenen oft nicht bewusst, da sie sich gar nicht anders kennen.

Der Charakter eines Menschen setzt sich aus verschiedenen Verhaltensweisen zusammen und ist die Grundlage des moralischen Handelns. Typische Charaktereigenschaften sind beispielsweise Ehrlichkeit, Tugend und Freundlichkeit.

Echte Freundlichkeit, um die es hier geht, ist eine authentische, freiwillige Handlung, die dem Wunsch entspringt, anderen Menschen Gutes zu tun. Um zu helfen und Freude zu bereiten, braucht es Empathie und Mitgefühl, ohne diese persönliche Zuwendung an Bedingungen zu knüpfen. Folgende Merkmale echter Freundlichkeit finden sich in der psychologischen Literatur:

- **Mimik:** Echte Freundlichkeit geht mit einem natürlichen, entspannten Gesichtsausdruck einher: ein echtes Lächeln, bei dem nicht nur der Mund, sondern auch die Augen mitlachen, das sogenannte Duchenne-Lächeln. Dieses Lächeln, benannt nach dem französischen Neurologen Guillaume Duchenne, ist ein echter, authentischer Ausdruck des Glücks und der Freude. Er wird durch die unwillkürliche Kontraktion zweier Muskelgruppen ausgelöst, des Zygomaticus-Major-Muskels, der die Mundwinkel nach oben zieht, und des Orbicularis-Oculi-Muskels, der für die typische Kräuselung der Haut um die Augen sorgt, die oft als »Lachfältchen« bezeichnet wird.

- **Gestik:** Offene, entspannte Gesten sprechen für echte Freundlichkeit. Hände und Arme bewegen sich frei und unterstützend zur gesprochenen Kommunikation.
- **Körperhaltung:** Eine aufrechte, entspannte Haltung signalisiert Selbstvertrauen und Offenheit.

Spürt man ein echtes Mitgefühl des anderen für die Bedürfnisse und Gefühle, die man selbst äußert, erlebt man nicht selten: Es bereitet demjenigen, der freundlich ist, selbst Freude und Zufriedenheit – eine Art »Freundlichkeit-Ansteckung« entsteht.

Die zwanghafte Freundlichkeit hingegen, die Fawn Reaction, weist zwar auch äußere Merkmale auf, teilt sich aber vor allem auf der »Bauchgefühl-Ebene« mit: »Irgendetwas ist komisch an der Nettigkeit meines Gegenübers! Er oder sie wirkt übertrieben nett und/oder unterwürfig – eben ›scheißfreundlich‹.«

Zu den typischen Merkmalen der zwanghaften Freundlichkeit gehören:

- **Mimik:** Die Mimik ist nicht natürlich und entspannt, sondern der Gesichtsausdruck ist eher übertrieben oder gezwungen. Der andere zeigt ein eingefrorenes oder unnatürliches Lächeln, das nur den Mund betrifft und nicht die Augen (kein Duchenne-Lächeln).
- **Gestik:** Sie ist eher zurückhaltend oder nervös. Der andere zeigt fahrige Bewegungen. Wichtig sind die Hände: Sie liegen oft im Schoß, werden zusammengepresst oder unruhig hin- und herbewegt.
- **Körperhaltung:** Die Körperhaltung wirkt eingefallen oder manchmal zusammengekauert, als würde der andere versuchen, sich auch körperlich kleinzumachen.

- **Gesamteindruck:** Der andere wirkt insgesamt gehemmt, unsicher und unnatürlich und löst bei uns ein »ungutes« Bauchgefühl aus.

Es ist sicher unbestritten, dass echte Freundlichkeit ein Schlüssel zu positiven Beziehungen und vertrauensvoller Nähe zu anderen Menschen ist. Sie sichert uns ein gesundes soziales Umfeld. Zwanghafte Freundlichkeit hingegen führt zu einer Reihe negativer Konsequenzen für Menschen mit »Bambi-Reflex«: Sie bedeutet für das Individuum oft einen hohen Stresspegel und meist das Gefühl, nie wirklich man selbst sein zu können oder zu dürfen. Da sich der Mitmensch durch übertriebene Nettigkeit und zwanghafte Freundlichkeit oft irritiert und nicht gemeint fühlt, kann dieses Verhalten zu Missverständnissen im sozialen Bereich führen, was wiederum latente Konflikte verstärken kann. Es besteht die Gefahr, dass »Machtmenschen« übertriebene Freundlichkeit bewusst (oder unbewusst) als Schwäche ausnutzen und so ein ungleiches Machtverhältnis erzeugen.

Zusammenfassend sollten Sie bei sich und anderen Menschen auf Folgendes achten, um echte von unechter Freundlichkeit zu unterscheiden: Lachen die Augen mit? Bei echter Freundlichkeit zeigt sich das Lächeln nicht nur im Mund, sondern auch in den Augen (Lachfalten). Sind die Gesten fließend und natürlich oder wie bei zwanghafter Freundlichkeit oft nervös oder verkrampft? Ist die Körperhaltung aufrecht und entspannt oder wie bei zwanghafter Freundlichkeit verkrampft oder eingefallen?

Die »Bambi-Reaktion« im kulturellen Kontext

Wenn wir die »Bambi-Reaktion« als hilfreich und positiv konnotieren, wird die Anpassung (und Überanpassung) eines Menschen in verschiedenen Kulturen sicher unterschiedlich wahrgenommen und bewertet. Es ist einleuchtend, dass diese unterschiedliche Bewertung eng mit den jeweiligen kulturellen Werten, sozialen Normen und gesellschaftlichen Strukturen verknüpft ist. Die Merkmale individualistischer, also »ich-orientierter«, Kulturen (wie in den USA, Kanada und Deutschland) sind das Primat der Eigenständigkeit und Selbstbehauptung. Menschen, die in diesen Gesellschaften aufwachsen, werden von Kindheit an ermutigt, ihre persönlichen Ziele zu verfolgen und sich selbst auszudrücken. Die »Bambi-Reaktion« wird hier oft als Schwäche oder mangelndes Selbstbewusstsein interpretiert. Menschen, die sie zeigen, werden unter Umständen als unaufrichtig oder manipulierend wahrgenommen. Ihr sozialer Wert tritt hinter den Vorwurf des »Selbstwertmangels« zurück. In kollektivistischen Kulturen wie zum Beispiel in Japan, China oder Südkorea hingegen steht das Wohl der Gruppe über dem des Individuums. Diese Gesellschaften zeichnen sich durch eine starke Betonung von Gemeinschaft, Harmonie, Respekt vor Hierarchie, indirekter Kommunikation, der Bedeutung von Beziehungen und eines starken Pflichtgefühls gegenüber der Gruppe aus. Soziale Harmonie wird genauso wertgeschätzt wie die Vermeidung von Konflikten und die Aufrechterhaltung friedlicher Beziehungen. Offene Konfrontationen und Meinungsverschiedenheiten werden vermieden, um das Gleichgewicht in der Gruppe nicht zu stören. Ein Beispiel: In Japan wird das Konzept von »Wa« (和), was Harmonie bedeutet, stark betont. Menschen bemühen sich, höflich und rücksichtsvoll zu sein, um harmonische Beziehungen zu pflegen.

Dementsprechend ist es nicht verwunderlich, dass hier die »Bambi-Reaktion« eher positiv und als notwendige Strategie zur Aufrechterhaltung sozialer Harmonie und Beziehungen angesehen wird. Anpassung und Unterwürfigkeit werden oft als Zeichen von Reife und sozialer Kompetenz gewertet – ganz anders als bei uns.

Hierarchische Kulturen wie in Indien oder vielen afrikanischen Staaten zeichnen sich durch strenge soziale Schichtungen, Respekt vor Autorität, klare Rollendefinitionen, Ehrerbietung, akzeptierte Ungleichheit und eine zentrale Rolle von Tradition und Religion aus. Diese Merkmale prägen das soziale Verhalten und die Interaktionen der Menschen tragen zur Aufrechterhaltung der sozialen Ordnung bei. Die »Bambi-Reaktion« ist in diesen Kulturen eine häufige Überlebensstrategie. Untergeordnete Personen zeigen Unterwürfigkeit und Wohlverhalten gegenüber Autoritätspersonen, um Strafen oder negative Konsequenzen zu vermeiden. Dieses Verhalten wird oft als normal und notwendig akzeptiert. Ein Beispiel aus Indien: Im Kastensystem zeigt die »Bambi-Reaktion« sich in der Unterordnung der niederen gegenüber den höheren Kasten. Diese wird als notwendig angesehen, um soziale und wirtschaftliche Vorteile zu sichern und Konflikte zu vermeiden. In den üblichen patriarchalen Familienstrukturen ordnen sich jüngere Mitglieder oft den älteren und männlichen Familienoberhäuptern unter, um familiäre Harmonie und Unterstützung zu gewährleisten.

In egalitären Gesellschaften, ich denke hier an Schweden, Norwegen, Dänemark, findet sich ein Streben nach Gleichheit und flachen Hierarchien. Gesellschaftliche Werte basieren auf

Fairness, Gleichberechtigung und kollektiver Entscheidungsfindung. Selbstbestimmung ist ein sehr hohes Gut, individuelle Autonomie und persönliche Freiheit sind zentrale Werte. Menschen werden dazu ermutigt, unabhängig zu sein und ihre eigenen Entscheidungen zu treffen. Ein Beispiel: In vielen westlichen Ländern werden persönlicher Ausdruck und Unabhängigkeit geschätzt, es wird erwartet, dass Individuen ihre eigenen Interessen und Überzeugungen verfolgen und in eine direkte und ehrliche Kommunikation einbringen. Konflikte sollen offen angesprochen und durch Dialog und Kompromiss gelöst werden.

Die »Bambi-Reaktion« wird in egalitären Gesellschaften oft negativ wahrgenommen und als potenzielle Schwäche oder Manipulation betrachtet. In Kontexten, in denen Gleichheit, individuelle Autonomie, direkte Kommunikation und kollektive Entscheidungsfindung betont werden, kann unterwürfiges Verhalten als unpassend oder sogar hinderlich angesehen werden.

Auch im Zusammenhang mit traditionellen Geschlechterrollen und damit zusammenhängenden Erwartungen lassen sich Auswirkungen des »Bambi-Reflexes« ausmachen. In Gesellschaften mit traditionellen Geschlechterrollen – ich denke hier an viele Nahost-Kulturen, aber auch an ländliche Regionen weltweit – wird von Frauen erwartet, dass sie fügsam und unterstützend sind. Männer hingegen sollen stark und dominant sein. Frauen in diesen Kulturen neigen eher zur »Bambi-Reaktion«, um gesellschaftlichen Erwartungen zu entsprechen und Konflikte zu vermeiden. Männer könnten dieses Verhalten als schwach oder unangebracht empfinden und meiden es daher, was die geschlechtsspezifischen Verhaltensmuster weiter verstärkt. In dieser Tradition steht die Rede des Papstes Franziskus im September 2024 an der Katholischen Universität von

Mexiko. Er sagte: »Durch das ›Ja‹ Marias kommt Gott in Person in die Welt. Die Frau ist fruchtbare Aufnahme, Fürsorge, lebendige Hingabe. Darum ist die Frau auch wichtiger als der Mann, aber es ist hässlich, wenn eine Frau wie ein Mann sein will, nein, sie ist Frau, und das hat sein Gewicht, es ist wichtig.«[37] Achten Sie bitte besonders auf das Wort Hingabe. Es spricht bezogen auf das Thema dieses Buches Bände. Weitere Kommentare erspare ich mir.

In Westeuropa und Nordamerika, wo größtenteils moderne Geschlechterrollen gelebt werden, wird Gleichberechtigung gefördert, traditionelle Rollen werden hinterfragt. Beide Geschlechter werden dazu ermutigt, unabhängig und selbstbewusst zu sein. In diesen Gesellschaften könnten sowohl Männer als auch Frauen, die die »Bambi-Reaktion« zeigen, argwöhnisch betrachtet und als schwach und angepasst abgewertet werden. Da hier das eigene Ich-Ideal mehr in Richtung direkte Kommunikation und Selbstbehauptung geht, werden Anpassung und Unterwürfigkeit weniger akzeptiert und bisweilen verachtet.

Die »Bambi-Reaktion« kann sich also in verschiedenen Kulturen unterschiedlich ausdrücken und wird von Menschen unterschiedlich wahrgenommen und bewertet. Diese Unterschiede spiegeln die zugrunde liegenden kulturellen Werte, sozialen Normen und gesellschaftlichen Strukturen wider.

»Bambi-Reaktion« vs. »Tend-and-Befriend«

Das Konzept der »Tend-and-Befriend«-Reaktion wurde ursprünglich von Dr. Shelley E. Taylor auf Grundlage der Beobachtung entwickelt, dass sich Menschen als Reaktion auf Stress

»zusammenschließen«.[38] Wir lindern unseren Stress durch Freundschaften und Gemeinschaftspflege: In Studien wurde gezeigt, dass diese Stressreaktion bei Frauen häufiger vorkommt als bei Männern (was auf die Sozialisierung zurückzuführen ist, nicht auf einen angeborenen Unterschied). Beispielsweise ruft eine Frau, die sich bei der Arbeit unsicher fühlt, ihre Bürokollegin zum Plaudern an, ein Kind, das in der Schule gemobbt wird, bittet einen Erwachsenen um Hilfe, ein Elternteil reagiert auf das Weinen seines Babys, eine Person, die gerade einen Autounfall hatte, ruft ihren Partner an.

Der Neurowissenschaftler Huangen Wang von der Universität Peking schreibt: »Auf der Verhaltensebene unterstützen unsere Ergebnisse die ›Tend-and-Befriend‹-Theorie und eine wachsende Zahl von Studien hat gezeigt, dass gestresste Individuen mehr altruistische (mehr Vertrauen, Teilen und Großzügigkeit), kooperative und auf andere ausgerichtete Tendenzen haben. Evolutionär gesehen ist eine angemessene und modulierte Stressreaktion der Kern des Überlebens, und eine ›Tend-and-Befriend‹-Strategie kann zu einem guten sozialen Stand führen und die Sicherheit von sich selbst und den Nachkommen fördern. Im Gegensatz dazu ist Bestrafung sowohl für den Bestrafer als auch für den Bestraften mit Kosten verbunden, und sie ist teuer und ineffizient.«[39]

Shelley Taylor weist in der oben genannten Arbeit aus dem Jahr 2006 darauf hin, dass Menschen neben dem Kampf-oder-Flucht-Verhalten auch Reaktionen auf Stress zeigen, die durch das Hormon Oxytocin, durch Opioide und dopaminerge Signalwege ausgelöst werden. Ein Arbeitsmodell der Zugehörigkeit unter Stress legt nahe, dass Oxytocin ein Biomarker für sozialen Stress sein könnte, der bei Brüchen oder Problemen in sozialen Beziehungen ausgeschüttet wird und einen Anstoß zur Stärkung der Zusammengehörigkeit geben kann. Oxytocin ist an der Suche nach Zusammengehörigkeit in sozialen Kontakten beteiligt. Als Reaktion auf Stress und in Verbindung mit Opioiden moduliert es diese Stresszustände. Es gibt aber auch eine Schattenseite, die Taylor erwähnt: Insbesondere in Verbindung mit positiven Zugehörigkeitskontakten schwächt Oxytocin psychologische und biologische Stressreaktionen ab; *aber* in Verbindung mit feindseligen und nicht unterstützenden Kontakten kann Oxytocin psychologische und biologische Stressreaktionen eher verschlimmern. Es bestehen noch erhebliche Ungereimtheiten, aber ein Zusammenhang zwischen Oxytocin und einem Zugehörigkeitsempfinden in sozialen Beziehungen scheint sehr wahrscheinlich.

Im Gegensatz zur »Bambi-Reaktion«, zum »Fawning«, ist »Tend-and-Befriend« eine Funktion des »Safe States«, eines sicheren Zustandes im sozialen Kontakt. Die Reaktionen unseres autonomen Nervensystems auf Stress sind hierarchisch aufgebaut. Die Polyvagal-Theorie von Stephen Porges beschreibt, wie die neurozeptiv registrierte (Gefahren-)Signale aus der Umwelt und aus unserem Körper in drei hierarchisch aufeinander folgenden Nervenkreisläufen verarbeitet werden. *Sicherheit:* Die Signale werden als sicher eingestuft – ventraler Vagusast im Parasympathikus. *Gefahr:* Die Signale werden als Gefahr eingestuft – Sympathikus. *Lebensbedrohung:* Die Signale werden als lebensbedrohlich eingestuft – dorsaler Vagusast im Parasympathikus.[40]

Der Zustand eines sicheren sozialen Kontaktes ist laut der Polyvagal-Theorie von Stephen Porges mit dem ventralen Vagus (X. Hirnnerv) verbunden und wird dort als »Social Engagement System«, als Reaktion auf die neurologische Wahrnehmung von Gefahr bezeichnet.[41] Das »Social Engagement System«, das man im Deutschen am besten mit »System für soziale Verbundenheit« übersetzen könnte, ist ein menschliches neurobiologisches Netzwerk, auf das wir zugreifen, wenn wir uns sicher fühlen, und das die Verbindung/Verbundenheit mit anderen und der Umgebung durch Blickkontakt, Mimik, Vokalisierung und Ausrichtung des Körpers/Gesichts auf andere erleichtert. Es wird angenommen, dass das Social Engagement System durch frühe Bindungsbeziehungen zu primären Bezugspersonen geprägt wird.

»Tend-and-Befriend« ist keine anstrengende Stressreaktion. Man braucht normalerweise auch keine Erholungszeit danach, im Gegensatz zu Flucht, Kampf oder Einfrieren. »Es dauert etwa zwanzig bis sechzig Minuten, bis der Körper nach der Aktivierung der Stressreaktion wieder in seinen normalen Zustand zurückkehrt. Danach fühlt man sich möglicherweise müde, hat Schmerzen oder anhaltende Angstzustände. Im Allgemeinen ist es eine gute Idee, während dieser Zeit Dinge zu tun, die sich sicher und erholsam anfühlen.«[42]

Sie werden jetzt vielleicht denken, dass der »Bambi-Reflex« und die »Tend-and-Befriend«-Reaktion das Gleiche sind. Nicht ganz. Man kann die Stressreaktionen leicht verwechseln. Zuerst einmal sind die »Bambi-Reaktion« und »Tend-and-Befriend« soziale Reaktionen auf eine Bedrohung. Bei der »Tend-and-Befriend«-Reaktion nutzen wir die erlernte Sozialisierung und das Bindungsverhalten der Menschen um uns herum, um uns gemeinsam einer Bedrohung zu stellen, um anderen hilfreich zur Seite zu stehen und sie zu unterstützen, während wir uns einer gemeinsamen Gefahr stellen. Wir können sie auch darum bitten, uns bei der Bewältigung einer Situation zu helfen. Bei der »Bambi-Reaktion« hingegen sind die anderen Menschen die Gefahr und die Bereitschaft, uns kleinzumachen, nett und brav zu sein, uns selbst zugunsten des anderen zu verleugnen, lässt uns sozial erwünscht erscheinen. Wenn ich es mit dieser Strategie schaffe, meinen Körper und meine Psyche in einen sicheren Zustand zu bringen, während ich auf einen Stressor reagiere, bekomme ich eine »Dopamin-Dusche« im Gehirn. Sie ist die Bestätigung, dass ich richtig gehandelt habe – ich fühle mich mit meinem »wahren Selbst« verbunden. Der fatale Irrtum ist, dass ich für meine Selbstwerdung einen sehr hohen Preis bezahle, da dieses vermeintlich »wahre Selbst« eigentlich ein »falsches Selbst« ist.

Der Unterschied zwischen »Bambi-Reaktion« und »People-Pleasing«

Mir scheint, dass sich die Begriffe »People-Pleaser« oder »People-Pleasing« in den letzten Jahren irgendwie in das hippe Vokabular der jüngeren Generation geschlichen haben – befeuert durch die sozialen Medien und ihre Influencer. Wenn man das Wort in die Suchmaschine Google eingibt, findet man dazu einen Song mit gleichem Titel von Cat Burns auf YouTube und einen Hinweis auf die AOK, Stichwort: Selbstbewusstsein, und die Barmer Ersatzkasse mit dem Titel: »People-Pleaser: Gefallen um jeden Preis« – ein sicher sinnvoller Beitrag der Krankenkassen, um unter der Überschrift »Gesundheit verstehen« ihre Beitragszahler weiterzubilden.

Das Thema, um das es beim Pleasing (»es anderen recht machen«) geht, ist dem, worum es auch beim »Bambi-Reflex« geht und was ich hier im Buch vor Ihnen ausgebreitet habe, auf den ersten Blick gar nicht so unähnlich. Beide Verhaltensweisen basieren auf dem Wunsch, Konflikte zu vermeiden und die Zustimmung anderer zu erlangen. Aber sie haben unterschiedliche Ursprünge und Funktionen. Es ist hilfreich, sich die Gemeinsamkeiten und Unterschiede genauer anzuschauen.

Die Unterschiede zwischen »People-Pleasing« und der »Bambi-Reaktion« gehen über Motivation und Kontext hinaus und betreffen die Tiefe des Verhaltens, die emotionalen und psychologischen Hintergründe sowie die langfristigen Auswirkungen auf die betroffene Person. Am augenscheinlichsten wird der Unterschied zwischen beiden Phänomenen bezüglich der Freiwilligkeit des Verhaltens. Menschen, die »People-Pleasing« betreiben, tun das in der Regel aus einem inneren, aber freiwilligen Wunsch heraus, Konflikte in der Gemeinschaft zu vermeiden und um gemocht zu werden. Obwohl das oft auf sozialem Druck basiert, ist es nicht primär eine Überlebensstrategie. Die »Bambi-Reaktion« hingegen ist keine freiwillige Handlung, sondern eine oft unbewusste Überlebensreaktion. Sie wird durch ein Gefühl der Bedrohung oder Gefahr ausgelöst, ähnlich wie die anderen Stressreaktionen Kampf, Flucht und Erstarrung. Es handelt sich um einen Mechanismus, der dem Schutz des eigenen Lebens oder der Vermeidung körperlichen oder emotionalen Schadens dient.

Ein zweiter Aspekt betrifft den emotionalen Ursprung des Verhaltens. »People-Pleasing« entsteht oft aus einem psychologischen Muster heraus, das sich längerfristig aus der Erziehung, sozialen Erfahrungen oder geringem Selbstwertgefühl heraus entwickelt hat. Es basiert auf dem Wunsch, gemocht und akzeptiert zu werden und Ablehnung zu vermeiden. Häufig handelt es sich nicht um eine Reaktion auf akute Angst oder Gefahr, sondern um einen allgemeinen sozialen Mechanismus – eine Art Sozialkompetenz. Die »Bambi-Reaktion« hat ihren Ursprung in Traumata und dem angeborenen Überlebensinstinkt. Es handelt sich primär um eine physiologische Reaktion, die durch eine wahrgenommene oder tatsächliche Gefahr ausgelöst wird und sich im Laufe der Zeit zu einem sozialen Coping-Mechanismus weiterentwickelt hat. Das Verhalten ist weniger eine bewusste Entscheidung, sondern eher eine automatische Anpassung, um die eigene Sicherheit zu gewährleisten.

Ein dritter Unterschied zwischen den beiden Phänomenen bezieht sich auf die Unterdrückung eigener Bedürfnisse. Beim »People-Pleasing« wird das eigene Bedürfnis, es anderen recht zu machen, oft auf Kosten der eigenen Wünsche ausgelebt, aber die Person hat in der Regel noch ein gewisses Maß an Kontrolle darüber. Sie kann zwar frustriert sein, doch in vielen Fällen gibt es eine bewusste Wahl, dieses Verhalten zu zeigen, auch wenn es schädlich für die eigene Zufriedenheit ist. Es bleibt ein Spielraum, sich auch anders zu entscheiden. Bei der »Bambi-Reaktion« werden die eigenen Bedürfnisse und das eigene Selbst oft vollständig unterdrückt. Es handelt sich um eine extreme Anpassung, bei der die betroffene Person ihre eigene Identität und Autonomie opfert, um einer Bedrohung zu entkommen oder Missbrauch zu überleben. Das Verhalten ist eher reflexartig und nicht bewusst gesteuert.

Während »People-Pleasing« also eine eher freiwillige, soziale Anpassungsstrategie ist, die auf einem Bedürfnis nach Akzeptanz und Harmonie basiert, ist die »Bambi-Reaktion« eine tiefere, automatische Überlebensreaktion, die aus traumatischen Erfahrungen oder Bedrohungen aus der frühen Entwicklungsphase des Lebens resultiert. Beide Verhaltensweisen unterscheiden sich in Bezug auf Ursprung, Motivation, Bewusstheit und Auswirkungen auf die Psyche, auch wenn sie auf den ersten Blick ähnliche Muster aufweisen. Es kann auch vorkommen, dass beide Verhaltensweisen von Menschen parallel genutzt werden und die Grenzen zwischen ihnen nicht starr, sondern eher fließend sind.

Die »Bambi-Reaktion« und verdeckter Narzissmus

In einem Workshop zum Thema dieses Buches wurde ich von einer Teilnehmerin gefragt, wo der Unterschied zwischen der »Bambi-Reaktion« und verdecktem Narzissmus liege. Da gehe es doch auch darum, von anderen gemocht zu werden. Diese Frage, die ich nicht gleich beantworten konnte, hat mich noch lange beschäftigt. Deshalb lege ich hier ein paar Gedanken und Schlussfolgerungen aus heutiger Sicht dazu dar.

Die Eigenschaften von Menschen mit einem offenen, ich-zentrierten narzisstischen Persönlichkeitsstil sind heute allgemein bekannt. Menschen mit diesem Persönlichkeitsprofil vereinen insbesondere die folgenden Eigenschaften.

- Sie neigen dazu, sich großartig zu finden und stehen gerne im Mittelpunkt.
- Sie neigen zu Arroganz und Überheblichkeit.
- Sie sind oft selbst-, leistungs- und erfolgszentriert.
- Sie neigen zu Aggressionen und Manipulation.
- Sie sind Kopfmenschen und tun sich mit Gefühlen und Empathie schwer.

Zusammenfassend können wir festhalten: Der exhibitionistische Typus – oft auch als offener Narzisst bezeichnet – stellt seine Grandiosität gerne heraus und sein Auftreten wirkt übertrieben selbstbewusst. Seinen Mitmenschen gegenüber wirkt er kühl, distanziert und arrogant. Weniger bekannt ist jedoch die sogenannte vulnerable oder stille Form des Narzissmus. Diese Menschen haben Eigenschaften, die dem »People-Pleasing« und dem »Bambi-Reflex« sehr ähnlich erscheinen – und das war vermutlich der Grund für die Frage der Kollegin im Workshop an mich.

Aus den Untersuchungen der Persönlichkeitsforschung der letzten Jahre wissen wir, dass der verdeckte oder vulnerable Narzissmus eine subtile Form des Narzissmus ist, bei der die Person ein geringes Selbstwertgefühl hat, aber gleichzeitig tief verwurzelte narzisstische Bedürfnisse und Überzeugungen über ihre Einzigartigkeit und Überlegenheit hegt – deshalb verdeckte Grandiosität. Der verdeckte Narzisst neigt dazu, in sozialen Situationen zurückhaltend, schüchtern oder gar ängstlich zu erscheinen, aber innerlich empfindet er sich als besonders oder missverstanden. Genau dieses »zurückhaltend, schüchtern oder gar ängstlich«, dieser Bescheidenheits-Gestus, ist es, was an die Beschwichtigungs-Strategie der »Bambi-Reaktion« denken lässt.

Menschen mit verdecktem Narzissmus werden auf den ersten Blick als empathisch und altruistisch wahrgenommen, sie können sehr charmant und hilfsbereit erscheinen, was es anderen schwer macht, ihre wahren Motive zu erkennen. Diese Personen neigen dazu, ihre eigenen Bedürfnisse und Wünsche hinter einer Fassade von Selbstlosigkeit und Nettigkeit zu verbergen. Oft spielen sie die Rolle des Opfers, um Mitleid und Unterstützung von anderen zu gewinnen. Diese Taktik kann sehr effektiv sein, da sie die Menschen um sie herum dazu bringt, sich um sie zu kümmern und ihre eigenen Bedürfnisse hintenanzustellen.

Diese Neigung zu Selbstabwertung, Bescheidenheit und scheinbarer Selbstlosigkeit, diese Tendenz, sich kleinzumachen, ist oft eine Strategie: Die scheinbare Bescheidenheit kann eine

Masche sein, um andere dazu zu bringen, Lob oder Anerkennung auszusprechen. Verdeckte Narzissten spielen oft »den Bescheidenen«, um im Gegenzug Bestätigung und Aufmerksamkeit zu erhalten, ohne sich offensichtlich narzisstisch zu geben. Darüber hinaus dient dieses Verhalten als Selbstschutz bei einem sehr brüchigen Selbstwertgefühl: Verdeckte Narzissten haben oft eine fragile Selbstwahrnehmung und tief sitzende Unsicherheiten. Indem sie bescheiden auftreten, sich nie in den Vordergrund drängen oder sich selbst kleinreden, vermeiden sie Kritik oder Zurückweisung, die ihr ohnehin brüchiges Selbstwertgefühl bedrohen könnten.

Diese und viele andere genannte Reaktionsmuster dienen beim verdeckten Narzissten dazu, hinter der Maske der freundlichen Bescheidenheit gleichzeitig tief verwurzelte narzisstische Bedürfnisse und Überzeugungen über ihre Einzigartigkeit und Überlegenheit auszuleben. Darin liegt auch der Unterschied zur »Bambi-Reaktion«. »Fawning« ist eine Überlebensstrategie, die aus traumatischen Erfahrungen resultiert. Dabei versuchen betroffene Personen, durch Gefälligkeit, Bescheidenheit, Anbiederung und Unterwürfigkeit eine als bedrohlich erkannte Situation zu entschärfen. Das Verhalten dient nicht dazu, sich selbst zu erhöhen. Betroffene handeln nicht, um sich überlegen zu fühlen, sondern um die Beziehungen aufrechtzuerhalten und Bedrohungen zu neutralisieren. Dazu wird versucht, die bedrohende Person zu beruhigen und potenzielle Konflikte zu vermeiden, um sich anzupassen und sich sicher zu fühlen. Sie handeln nicht, um sich über den anderen zu erhöhen. Auch bei Personen mit »Bambi-Reflex« finden wir oft ein sehr geringes Selbstwertgefühl und die Selbstüberzeugung, dass sie nur durch Gefälligkeit und Nettigkeit die Liebe und Anerkennung von anderen Menschen verdienen.

Die »Bambi-Reaktion« im Film: Das Leben der Anderen

Als ich darüber nachdachte, welcher Film mir einfallen würde, in dem eine Figur nach dem »Bambi-Prinzip« handelt, musste ich nicht lange überlegen. Ich erinnerte mich an die tiefe emotionale Berührung, die ich empfand, als ich den Film »Das Leben der Anderen« gesehen habe. Darin werden verschiedene wichtige Themen, moralische und politische Fragen sowie verschiedene Beziehungen zwischen den überwiegend männlichen Hauptfiguren behandelt, aber auch eine Frauengeschichte – um die soll es jetzt gehen.

Florian Henckel von Donnersmarck ist Regisseur und Drehbuchautor des Films. »Das Leben der Anderen« diente als seine Abschlussarbeit an der Filmhochschule München und wurde ein weltweiter Erfolg, der mit Auszeichnungen überhäuft wurde, darunter 2006 der Deutsche Filmpreis, der Bayerische Filmpreis, der Europäische Filmpreis sowie der Oscar für den besten fremdsprachigen Film. Die Handlung findet in der DDR der 1980er Jahre statt und beleuchtet das Leben unter dem repressiven Überwachungsapparat der Stasi. In den wichtigsten Rollen sind Ulrich Mühe (Stasi-Hauptmann Gerd Wiesler), Sebastian Koch (Schriftsteller Georg Dreyman), Martina Gedeck (Schauspielerin Christa-Maria Sieland) und Ulrich Tukur (Stasi-Oberstleutnant Anton Grubitz) zu sehen.

Es ist das Jahr 1984 in Berlin: Der bisher als linientreu geltende Theaterschriftsteller Georg Dreyman gerät ins Visier der Stasi. Seine Freundin, Schauspielerin Christa-Maria Sieland, hat eine Affäre mit Kulturminister Bruno Hempf. Ein Freund Dreymans, ein bekannter Theaterregisseur, bringt sich um, da ihm sieben Jahre zuvor vom Kulturminister ein Berufsverbot auferlegt wurde und er keinen Ausweg mehr sieht. Dreymans Wandel vom regimetreuen zum systemkritischen Protagonisten beginnt: Nach diesem Ereignis schreibt er auf einer illegalen Schreibmaschine einen Artikel zur Suizid-Rate in der DDR für den *Spiegel*. Stasi-Hauptmann Gerd Wiesler – oder buchstäblicher: XX-HGW7 –, sitzt, nachdem Dreymans Wohnung »verwanzt« wurde, alleine auf dem Dachboden in dessen Haus und belauscht »das Leben der Anderen«. Je mehr er vom Privatleben der Künstler mitbekommt und sich mit Dreyman identifiziert, desto mehr tendiert er zur Seite der Künstler.

Journalist und Autor Fabian Soethof schreibt in seinem Blog über diesen Handlungsstrang des Films: »Aber je länger Wiesler zuhört und protokolliert, desto stetiger bröckelt sein selbsterbauter kalter Fels aus Obrigkeitshörigkeit, rigoroser Prinzipientreue und dem Glauben an die Unfehlbarkeit seines Regimes. Der Observierte hingegen ahnt nicht um die Tragweite eines von ihm laut geäußerten Gedankens: ›Kann jemand, der diese Musik [die Sonate des guten Menschen, Anm. d. Autors] gehört hat, noch ein schlechter Mensch sein?‹ Irgendwann spielt Dreyman jene Sonate vom guten Menschen auf dem Klavier an. Und zwischen all der Dunkelheit, Sterilität und Einsamkeit meint man, zwischen Stasi-Hauptmann Wieslers Kopfhörern eine Träne zu entdecken.«[43]

Georg Dreyman erfährt erst nach dem Mauerfall 1989, dass er von der Stasi überwacht wurde, dass seine Geliebte Christa-Maria eine inoffizielle Mitarbeiterin der Stasi war und Wiesler, der Lauscher auf dem Dachboden, ihn vor weiteren Repressionen geschützt hat. Dreyman schreibt das Buch »Die Sonate vom guten Menschen« mit einer Widmung für den Ex-Hauptmann Wiesler, der das Buch in einer Auslage sieht und es kauft.

In Bezug auf das Thema dieses Buches, den »Bambi-Reflex«, möchte ich mich vor allem mit der Rolle der Christa-Maria Sieland beschäftigen, die von Martina Gedeck gespielt wird. Neben all den Männerfiguren im Film ist diese Rolle der Geliebten des Schriftstellers Georg Dreyman eine zentrale Figur. Christa-Maria ist eine gefeierte Schauspielerin, aber ihre Karriere und ihr Leben sind von Angst und Unsicherheit geprägt, die sie durch Anpassung und Unterwerfung zu kompensieren versucht. Neben der Beziehung zu Theaterschriftsteller Georg Dreyman, mit dem sie zusammenlebt und der ins Visier der Stasi gerät, hat sie eine heimliche Affäre mit Kulturminister Bruno Hempf. Zu Beginn des Films sehen wir eine Christa-Maria voller Charisma. Ihr Erfolg gibt der Figur den Anschein einer starken Persönlichkeit, aber bald zeigt sich ihre andere Seite: Sie ist höchst labil, innerlich zerrissen, voller Skrupel und neigt zur Abhängigkeit von Beruhigungsmitteln.

Wir erleben Christa-Maria in einer emotional und moralisch belastenden Situation. Ihr Bedürfnis, es allen – besonders den mächtigen Männern in ihrem Umfeld – recht zu machen, führt dazu, dass sie sich in eine gefährliche Abhängigkeit begibt. Sie braucht Bestätigung durch andere. Ihre Karriere als Schauspielerin und ihr öffentliches Image sind für sie von zentraler Bedeutung, da sie ihr Selbstwertgefühl an äußere Anerkennung koppelt. Diese Abhängigkeit macht sie anfällig für Manipulation und Ausbeutung, wie in ihrer Beziehung zu Bruno Hempf, dem Kulturminister, deutlich wird. Darin zeigt sich ihr starkes Bedürfnis nach Anpassung. Hempf nutzt seine Macht, um Christa-Maria sexuell auszubeuten, und sie fügt sich, obwohl es gegen ihre moralischen Überzeugungen und Wünsche verstößt. Sie lässt sich auf diese Affäre ein, um ihre Karriere zu sichern und möglichen Repressalien zu entgehen – typisch für die »Bambi-Reaktion«.

Zur Verdeutlichung ein Ausschnitt aus der Szene mit ihrem Verhör bei der Stasi:

Offizier: *Was macht eigentlich eine Schauspielerin, wenn sie nicht mehr schauspielt?*
Sieland: *Bitte … Gibt es irgendetwas, was ich für Sie tun kann, für die Staatssicherheit?*
Offizier: *Dafür ist es etwas zu spät.*
Sieland: *Ich kenne fast alle meine Künstler – ich könnte viel für Sie herausfinden.*
Offizier: *Das glaube ich Ihnen, aber es wird Ihnen nichts mehr helfen.*
Sieland: *Vielleicht gibt es ja etwas anderes, was ich tun könnte – etwas, was uns beiden nicht ganz unangenehm wäre.*
Offizier: *Leider haben Sie sich einen mächtigen Mann zum Feind gemacht, da bin ich dann weniger frei, als ich es sonst wäre.*
Sieland: *Gibt es etwas, wodurch ich mich noch retten kann?*
Offizier: *Bedaure, Gnädigste.*

Der Hintergrund der erzwungenen Anpassungsreaktion von Christa-Maria im Film ist hier nicht der Verweis auf eine Kindheitserfahrung, sondern das politische System der DDR, indem ständige Überwachung, Kontrolle und Manipulation an der Tagesordnung waren, was psychologischen Stress für alle bedeutete. Das Leben in einem solch repressiven Umfeld fördert Verhaltensweisen wie Anpassung und Unterwerfung, da das System darauf abzielt, individuelle Freiheit und Selbstbestimmung zu unterdrücken. Christa-Marias Angst vor Repressalien, die Bedrohung ihrer Karriere und ihrer Freiheit führen dazu, dass sie sich in einem Zustand ständiger Vorsicht und Angst befindet. Diese ständige psychische Belastung untergräbt ihre Fähigkeit, selbstbestimmt zu handeln, verstärkt ihre Abhängigkeit von anderen und führt letztlich zu einem tragischen Ende: ihrem Selbstmord.

Christa-Maria Sielands Charakter ist für mich ein gutes Beispiel dafür, wie Menschen durch externe Bedrohungen und innere Unsicherheiten (in der Kindheit wie unter staatlichen Repressionen) dazu gebracht werden können, sich anzupassen und zu unterwerfen. Die filmische Darstellung der »Bambi-Reaktion« in einem Leben unter dem repressiven Überwachungsapparat der Stasi in der DDR der 1980er Jahre finde ich sehr passend. Niemand weiß, wie er sich in einer solchen Bedrohungssituation verhalten würde.

Wege zu Veränderung und Therapie

Teil 3

Kapitel 8: »Bambi-Reflex«: Bin ich davon betroffen?

Das Erste, worum es hier gehen soll, ist eine Frage, die Sie sich vielleicht nach der bisherigen Lektüre des Buches schon gestellt haben: Neige ich zum »Bambi-Reflex«? Um das herauszufinden, kann es hilfreich sein, sich die Statements anzuschauen, die ich in der folgenden Tabelle in 20 Items zusammengefasst habe.

Statement	Eher ja	Neutral	Eher nein
Du möchtest keinen Streit und gehst Konfrontationen lieber aus dem Weg.			
Du lächelst, obwohl dir nicht danach ist.			
Du fragst immer erst, was die andere Person will.			
Du versuchst, es immer allen recht zu machen.			
Du entschuldigst dich oft, auch wenn du nichts falsch gemacht hast.			
Du stellst deine Bedürfnisse und Meinungen hinten an.			

Statement	Eher ja	Neutral	Eher nein
Du sagst nicht, was du wirklich denkst.			
Du kannst keine Grenzen setzen.			
Du legst im Gespräch deinen Kopf oft schräg.			
Du möchtest von allen gemocht werden und leidest darunter, wenn das nicht so ist.			
Du bist unglaublich um Harmonie bemüht und hast immer Angst, dass andere »böse« auf dich sind.			
Dein Lächeln wirkt auf Fotos unnatürlich.			
Du passt dich an, um nicht aufzufallen.			
Du übernimmst schnell die Verantwortung für die Fehler anderer.			
Es fällt dir schwer, selbst Entscheidungen zu treffen.			
Du entschuldigst dich viel zu oft für Dinge, für die du nichts kannst.			
Du verwendest (unbewusst) Unterwerfungsgesten, es fällt dir schwer, Menschen zum Beispiel im Gespräch (oder bei Auseinandersetzungen) in die Augen zu schauen.			

Statement	Eher ja	Neutral	Eher nein
Du weißt gar nicht, wer du wirklich bist und was du wirklich willst.			
Du bemühst dich immer um Harmonie und Fürsorge.			
Es fällt dir schwer, im Stehen beide Beine gleichmäßig zu belasten (fester Stand).			

Wenn Sie bei mindestens fünf der Statements zu »Eher ja« neigen, sollten Sie überlegen, ob das Buch auch von Ihnen handelt und ob das folgende Kapitel Ihnen weiterhelfen kann. Könnte der »Bambi-Reflex« sich bei Ihnen so äußern: Sie neigen zu übermäßigem Entschuldigen, zu übermäßiger Selbstbeschuldigung und »Self-Gaslighting«? Letzteres ist das ständige Infragestellen der eigenen Gefühle, Wahrnehmungen, Handlungen und Persönlichkeit. Es handelt sich dabei um eine besonders hartnäckige und schlimme Form von Selbstzweifeln. Dabei geht es nicht um bewusste Entscheidungen, sondern um instinktive Reaktionen auf wahrgenommene Bedrohungen, bei denen Körper und Geist der Sicherheit und Selbsterhaltung Vorrang vor der Auseinandersetzung mit der äußeren Umgebung einräumen. Die »Bambi-Reaktion« – so habe ich es in diesem Buch versucht zu verdeutlichen – ist wie eine besondere Version der Erstarrungsreaktion. Das Erkennen dieser Überlebensstrategien ermöglicht einen einfühlsamen und wirksamen Ansatz zur Heilung, um den es nun gehen soll.

Drei wichtige Aspekte: Allgemeines zur Therapie

Ich möchte drei wichtige Themenbereiche vorschlagen, an denen Sie überprüfen können, ob Sie zur »Bambi-Reaktion« neigen. Beim Durchgehen der einzelnen Aspekte sagen Sie sich innerlich »stimmt« oder »stimmt nicht«.

Tendenzen, anderen zu gefallen

Auch wenn wir weiter oben die »Bambi-Reaktion« und die zurzeit sehr hippe Zuschreibung »People-Pleaser« aus den sozialen Medien mit Recht unterschieden haben, so möchte ich an dieser Stelle einen Kollegen zitieren, der beides nicht so genau unterscheidet. Aber seine Beschreibungen finde ich dennoch hilfreich. Sie wissen ja: Ein »People-Pleaser« ist jemand, der anderen Menschen gefallen und es ihnen deshalb möglichst recht machen will – das deckt sich mit vielen Aspekten des »Bambi-Reflexes«. Thomas Bachmann, Privatdozent für Psychologie an der Humboldt-Universität zu Berlin, sagt dazu: »People-Pleaser neigen oft zu dem automatischen Reflex, Ja zu sagen. Etwa im 5. und 6. Lebensjahr erlernen wir unseren Umgang mit Konflikten. Im Erwachsenenalter wissen Betroffene oft nicht, was sie wollen und orientieren sich deshalb an anderen. Außerdem fürchten sie negative Reaktionen und Zurückweisungen, wenn sie sich abgrenzen.«[44]

Im Arbeitskontext, so führt Bachmann weiter aus, seien »People-Pleaser« häufig Burn-out-Kandidaten, weil ihr unbegrenztes Verhalten dazu führen könne, dass sie immer mehr Aufgaben übernehmen, weil sie zu allem immer Ja sagen würden. In der Therapie müssten sie erst lernen, ihre eigenen Bedürfnisse wahrzunehmen und sich abzugrenzen – was oft ein weiter Weg sei.

Können Sie diese Tendenz bei sich feststellen? Bitte überlegen Sie noch einmal und betrachten Sie sich aus einem gewissen Abstand heraus – wie aus einer neutralen Beobachterposition.

- Verwenden Sie besonders viel Energie auf das Grundbedürfnis nach Bindung und Sicherheit?
- Haben Sie ein ausgeprägtes Grundbedürfnis nach Selbstwerterhöhung und Selbstwertschutz?
- Fühlen Sie sich dann besonders wertvoll, wenn Sie es anderen recht gemacht haben?
- Wollen Sie unbedingt dazugehören?
- Tun Sie alles, um andere Menschen nicht zu enttäuschen oder vor den Kopf zu stoßen?

Es ist mir wichtig, eine übermäßige Gefälligkeit, das Ignorieren persönlicher Interessen und das stete Bemühen, anderen zu gefallen (»People-Pleasing«) ganz klar von bedeutsamen menschlichen Tugenden zu unterscheiden: vom Verhalten normaler Rücksichtnahme auf die Gefühle anderer, der Sorge um deren Wohlergehen und gute soziale Kontakte. Der Unterschied ist, dass ich Letzteres gerne tue, mich aber für den anderen nicht verantwortlich fühle und bereit bin, notwendige Bedürfnisse und Grenzen bei mir aufzugeben – ich bin und bleibe mir wichtig. Wenn ich nun mal kein kohlensäurehaltiges Wasser mag oder vertrage, dann sage ich nicht »Ja« im Restaurant, auch wenn die ganze Mannschaft genau das bestellt.

Emotionale Unterdrückung

Hier geht es um die eigenen Emotionen und die der anderen. Bitte werfen Sie zuerst einen Blick auf Ihr Inneres, den oft brodelnden Kessel der Gefühle und Ihre Tendenz zur emotionalen Unterdrückung.

- Sind Sie davon betroffen, Ihre eigenen Gefühle und Bedürfnisse zu blockieren, um sich an die Erwartungen der anderen anzupassen?
- Das geschieht oft unbewusst und kann langfristig zu innerem Stress, Angstzuständen und Depressionen führen. Ist das bei Ihnen der Fall?
- Haben Sie Schwierigkeiten, Ihre eigenen Gefühle zu erkennen und auszudrücken?

Wie war das damals mit den Emotionen in Ihrer Primärfamilie? Aus meiner therapeutischen Erfahrung weiß ich um die Ursachen, zum Beispiel um negative Verstärkung: Wenn das Ausdrücken von Emotionen in der Vergangenheit zu negativen Konsequenzen geführt hat, lernen Menschen, ihre Gefühle zu unterdrücken. Zum Tragen kommt auch ein Mangel an emotionaler Unterstützung: In Familien oder Umfeldern, in denen Emotionen nicht offen ausgedrückt oder akzeptiert werden, lernen Betroffene, sie zu verbergen. Mussten Sie solche Erfahrungen in Ihrer Kindheit machen?

Menschen, die unterwürfiges Verhalten zeigen, glauben, dass sie für die Regulierung der Emotionen ihrer Mitmenschen verantwortlich sind. Diese fast hellsichtige Fähigkeit, das Innere des anderen seismografisch mit den Spiegelneuronen zu »erspüren«, hat einen guten Grund: Es entsteht oft aus der Notwendigkeit, in unsicheren oder traumatischen Umgebungen zu überleben. Langfristig kann diese Verhaltensweise jedoch zu erheblichen emotionalen Belastungen führen. Auch in einem nicht traumatischen Umfeld, aber bei mangelnder emotionaler Unterstützung in der Kindheit können Sie wichtige »Bambi-Strategien« erlernt haben: In Umfeldern, in denen Emotionen nicht offen ausgedrückt oder akzeptiert werden, lernen Betroffene, die Gefühle anderer zu managen, um emotionale Stabilität zu schaffen. Das Verantwortungsgefühl für die emotionale Ausgeglichenheit der anderen, dieses Glaubenssystem, der Sicherheitsbeauftragte der Familie, der Paarbeziehung, im Büro oder sonst wo zu sein, kann dazu führen, ständig wie auf Eierschalen zu laufen und im Umgang mit anderen übermäßig vorsichtig und hypervigilant sein zu müssen.

Sie können das an Ihrem Verhalten erkennen. Neigen Sie zu ständigem Monitoring? Betroffene streben danach, die Emotionen anderer zu regulieren, und beobachten kontinuierlich die emotionalen Zustände ihrer Mitmenschen, um Anzeichen von Ärger, Traurigkeit oder Stress frühzeitig zu erkennen. Wie wichtig sind Beruhigung und Trösten? Betroffene bieten oft unverhältnismäßig viel emotionale Unterstützung an, trösten und beruhigen andere, selbst wenn das zu Lasten ihrer eigenen emotionalen Gesundheit geht. Für Personen, die in diesem Kreislauf gefangen sind, ist die Auseinandersetzung mit der emotionalen Unterdrückung ein entscheidender erster Schritt. Geht da etwas bei Ihnen in Resonanz?

Schwierigkeiten, Grenzen zu setzen

Menschen, die zum »Bambi-Reflex« neigen, können sich nicht gut von anderen abgrenzen und scheuen den Konflikt. Deshalb fällt es ihnen schwer, Nein zu sagen, und sie sind anfällig für unterwürfige Reaktionen. Die Schwierigkeiten, die Betroffene damit haben, Grenzen zu setzen, rühren teilweise daher, dass sie sich ihrer eigenen Grenzen und Bedürfnisse nicht vollständig bewusst sind, zum anderen daher, dass sie Angst verspüren, sich durchzusetzen, da sie dann mit negativen Konsequenzen (wie Liebesverlust, Kränkung, Bestrafung, Verlassenwerden) rechnen. Wie ist das bei Ihnen?

- Stimmen Sie öfter Wünschen und Anfragen von anderen zu, obwohl Sie spüren, dass es Sie überfordern wird? Können Sie wegen eines schlechten Gewissens trotzdem nicht Nein sagen?
- Vermeiden Sie es, Ihre Meinung zu äußern oder Ihre Bedürfnisse durchzusetzen, um jeder Konfrontation aus dem Weg zu gehen?
- Stellen Sie eigene Bedürfnisse und Wünsche regelmäßig hinten an, um die Erwartungen anderer zu erfüllen (Selbstaufopferung)?
- Fühlen Sie sich oft überlastet, da Sie zu viele Aufgaben und Verpflichtungen übernommen haben?
- Halten Sie Ihre sozialen Beziehungen für unausgeglichen, da Sie als Person Schwierigkeiten haben, Nein zu sagen, und deshalb oft als »Kummerkasten« oder »Seelentröster« ausgenutzt werden?

Wie haben Sie die Vielfalt der äußeren Erscheinung der »Bambi-Reaktion« erlebt? Mussten Sie mehrfach innerlich Ja sagen und heimlich nicken?

Woher kommt das alles bei mir? Ursachenforschung

Wenn Sie sich in den oben beschriebenen Verhaltensweisen wiedererkannt haben, fragen Sie sich jetzt vielleicht ernsthaft: Woher kommt es, dass ich so bin?

In meiner psychotherapeutischen Arbeit sind mir immer wieder drei mögliche Ursachen aus der frühen Phase des Lebens begegnet. Dazu gehören die frühkindlichen Erfahrungen. Sind Sie in einem Umfeld aufgewachsen, in dem Ihre emotionalen Bedürfnisse ignoriert oder abgewertet wurden? Dann haben Sie in diesem Umfeld emotionaler Vernachlässigung verständlicherweise die Überzeugung entwickelt, dass Ihre Grenzen und Bedürfnisse weniger wichtig sind als die der anderen (Gefühlsabwertung). Vielleicht wurden Sie in einer stark kontrollierenden Familie groß und mussten lernen, dass es sicherer ist, sich anzupassen und nachzugeben als die eigenen Wünsche zu äußern und Grenzen zu markieren (übermäßige Kontrolle).

Ebenfalls relevant sind traumatische Erlebnisse. Haben Missbrauch oder Gewalt in Ihrem Leben eine Rolle gespielt? Menschen, die Missbrauch oder Gewalt erfahren haben, entwickeln die »Bambi-Reaktion« als Überlebensstrategie, um Aggressionen zu vermeiden und sich zu schützen. Auch emotionale Manipulation bei psychischem Missbrauch führt dazu, dass Betroffene dazu gebracht werden (unfreiwillig lernen), ihre eigenen Grenzen zugunsten der emotionalen Bedürfnisse anderer aufzugeben.

Darüber hinaus gilt es, einen Blick auf die Geschlechterrollen zu werfen: In vielen Kulturen wird Frauen schon sehr früh in der Kindheit beigebracht, dass sie gefällig, unterstützend und entgegenkommend sein sollen. Das kann dazu führen, dass sie im Erwachsenenleben Schwierigkeiten haben, Grenzen zu setzen. Auch am Arbeitsplatz kann sich diese kulturell geprägte Geschlechterrolle durchsetzen: Gerade in hierarchischen Strukturen kann die Angst vor beruflichen Konsequenzen oder dem Verlust des Arbeitsplatzes bei Frauen (natürlich auch bei Männern) dazu führen, dass Mitarbeiterinnen sich nicht trauen, Nein zu sagen.

Trifft etwas davon auf Sie zu? Vielleicht sind alle drei Aspekte bei Ihnen mehr oder weniger vorhanden. Dennoch bestehen Möglichkeiten zur Veränderung und zur Neuorientierung.

Kapitel 9: Allgemeine Therapieempfehlungen: Strategien zur Bewältigung

In diesem Kapitel möchte ich einen Überblick über Therapie- und andere Strategien zur Bewältigung der »Bambi-Reaktion« geben. Alle zielen darauf ab, betroffenen Menschen zu helfen, gesündere Bewältigungsmechanismen zu entwickeln, ihre eigenen Bedürfnisse besser zu erkennen und durchzusetzen sowie gesunde Grenzen gegenüber anderen zu ziehen.

Angebote der Richtlinien-Therapieverfahren

Da es, wie ich einmal gelesen habe, weltweit ungefähr 240 verschiedene Therapiemethoden gibt, muss in diesem Buch eine kleine Auswahl genügen. Ich orientiere mich dabei an den vier sogenannten Richtlinien-Therapieverfahren, die von den Krankenkassen in Deutschland bezahlt werden. Dazu gehören die tiefenpsychologisch fundierte und psychoanalytische Psychotherapie, die kognitive Verhaltenstherapie, die systemische Psychotherapie und die Traumatherapie.

Tiefenpsychologische und psychoanalytische Therapiestrategien zielen darauf ab, die tieferen, unbewussten Ursprünge der »Bambi-Reaktion« zu verstehen und zu bearbeiten. Diese Ansätze basieren auf der Überzeugung, dass viele psychische Probleme und Verhaltensweisen aus frühkindlichen Erfahrungen und unbewussten Konflikten resultieren. Deshalb richtet sich der Fokus auf die Untersuchung früher Kindheitserfahrungen, insbesondere der Beziehungen zu den Eltern und anderen wichtigen Bezugspersonen, um die Ursprünge der »Bambi-Reaktion« besser zu verstehen.

In der bewusst minimal strukturierten Therapiebeziehung wird der Patient versucht sein, sein »Bambi-Muster« zu wiederholen. Die Nutzung von Übertragung (Gefühle und Verhaltensweisen, die der Patient auf den Therapeuten projiziert) und Gegenübertragung (Reaktionen des Therapeuten auf den Patienten) hilft dabei, die Interaktionsmuster im Hier und Jetzt sichtbar zu machen. Die entsprechende Analyse ist ein wichtiges Werkzeug, um diese meist unbewussten Muster und Konflikte zu erkennen. Ziele der Therapie sind die Identifikation und Bewusstmachung unbewusster Konflikte, die zur »Bambi-Reaktion« beitragen, die Bearbeitung und Integration traumatischer oder konfliktreicher früher Erfahrungen aus der Kindheit und die Entwicklung neuer, gesünderer Verhaltensweisen und Bewältigungsstrategien.

Auch die kognitive Verhaltenstherapie (Cognitive Behavioral Therapy) fällt in den Bereich der Richtlinientherapie und bietet durch ihre strukturierte und zielgerichtete Vorgehensweise eine effektive Möglichkeit zur Behandlung einer Vielzahl psychischer Störungen wie Angststörungen, Depressionen, Zwangsstörungen, posttraumatischer Belastungsstörungen und vieler anderer. Allgemeines Ziel des Ansatzes ist die Veränderung dysfunktionaler Denkmuster und Verhaltensweisen. Die Grundannahmen lassen sich wie folgt zusammenfassen:

- Die Art und Weise, wie wir über bestimmte Situationen denken, beeinflusst, wie wir uns fühlen und wie wir uns verhalten.
- Negative Denkmuster und problematisches Verhalten werden im Laufe des Lebens erlernt und können daher auch wieder verlernt oder durch positivere Alternativen ersetzt werden.
- Gedanken, Gefühle und Verhalten stehen in einer Wechselwirkung, wobei Veränderungen in einem Bereich zu Veränderungen in den anderen Bereichen führen können.

Was die Therapie der »Bambi-Reaktion« betrifft, geht es als Allererstes um die Identifikation negativer Gedankenmuster (dysfunktionaler Kognitionen), die zur »Bambi-Reaktion« beitragen und um ein Ersetzen durch realistischere und positivere Gedanken. Zum Erkennen der Muster von Überanpassung und Selbstverleugnung helfen das Führen von Tagebüchern oder die Reflexion vergangener, typischer Situationen. Der Therapeut hilft dem Patienten, die Ursprünge des Verhaltens in Kindheitserfahrungen und Traumata zu verstehen und meist tief verwurzelte Glaubenssätze zu erkennen. Diese Überzeugungen werden in der Therapie hinterfragt und durch realistischere und gesunde Gedanken ersetzt.

Eine weitere Therapieoption ist die systemische Psychotherapie. Bei diesem Konzept werden psychische Probleme und Verhaltensweisen im Kontext zwischenmenschlicher Beziehungen und sozialer Systeme betrachtet. Anstatt sich ausschließlich auf das Individuum zu konzentrieren, wird das Problem als Teil eines größeren sozialen Systems verstanden, zum Beispiel in der Familie, der Partnerschaft oder anderen sozialen Gruppen im Arbeitsbereich wie in der Freizeit. Die Therapie zielt darauf ab, die Dynamiken innerhalb dieser Systeme zu erkennen und zu verändern. Folgende Grundannahmen sind von zentraler Wichtigkeit:

- Menschen sind Teil von Systemen, und ihre Probleme sind oft Ausdruck dysfunktionaler Interaktionen innerhalb dieser Systeme.
- Probleme entstehen und verfestigen sich durch wechselseitige, zirkuläre Interaktionen zwischen den Systemmitgliedern.
- Der Fokus liegt auf den Stärken und Ressourcen der Individuen und Systeme, nicht nur auf den Problemen.

Wie behandelt ein systemischer Therapeut die »Bambi-Reaktion«? An erster Stelle steht die Analyse der Systemdynamik: Er versucht, mit dem Klienten herauszuarbeiten, wie das Anpassungs- und Unterwerfungsverhalten in den sozialen Kontext (zum Beispiel Familie, Partnerschaft) eingebettet ist: Welche Rollen und Erwartungen gibt es? Wie reagiert das System auf das Verhalten des Individuums? Der nächste Schritt ist die Identifikation wiederkehrender Interaktionsmuster, die das Anpassungsverhalten fördern oder aufrechterhalten. Das kann durch Genogramme, zirkuläre Fragen und systemische Aufstellungen erfolgen. Außerdem geht es um die Ermittlung von Ressourcen und Stärken sowohl des Individuums als auch des Systems, um diese im Weiteren besser nutzen zu können. Eine entscheidende Strategie der systemischen Therapie ist das Reframing, die Umdeutung: ein Umdeuten des »Bambi-Verhaltens« als kreative, zu würdigende Lösungsstrategie in einer damals schwierigen sozialen Situation, die heute aber eher dysfunktional ist. Damit geht die Ermutigung einher, die Strategie in einem neuen Licht zu sehen und alternative Verhaltensweisen zu entwickeln.

Zu den Richtlinientherapien gehört auch die Traumatherapie. Sie zielt darauf ab, die emotionalen und psychischen Folgen traumatischer Erlebnisse zu bewältigen und zu heilen. Traumatische Erlebnisse können aus einer Vielzahl von Ereignissen resultieren, etwa aus Unfällen, Naturkatastrophen, Gewalt, psychischem, körperlichem und/oder sexuellem Missbrauch in Kindheit und Jugend oder aus dem traumatischen Verlust eines geliebten Menschen. In der Therapie geht es darum, die traumatischen Erinnerungen zu aktivieren, sie zu verarbeiten, die damit verbundenen negativen Emotionen zu reduzieren und die Lebensqualität der Betroffenen zu verbessern. Die Therapieschritte der Traumatherapie bestehen aus dem Aufbau von Sicherheit und Stabilität, der Bearbeitung und Integration der abgespaltenen traumatischen Erlebnisse in das autobiografische Gedächtnis des Patienten und der Entwicklung von Bewältigungsstrategien sowie ihrer Integration in den Lebensentwurf. Wenn deutlich geworden ist, dass traumatische Erfahrungen ursächlich für die »Bambi-Reaktion« sind, wäre eine Trauma-Exposition sicher sinnvoll – also eine Konfrontation mit der Trauma-Erinnerung. Dafür bieten sich verschiedene Methoden an:

- **Narrative Expositionstherapie (NET):** Erstellung eines kohärenten Narrativs (Lebenserzählung) der traumatischen Erlebnisse und der Entwicklung der »Bambi-Reaktion« als Reaktion darauf,
- **EMDR:** Eye Movement Desensitization and Reprocessing, um traumatische Erinnerungen zu verarbeiten und die damit ver-

bundenen negativen Emotionen durch bilaterale Stimulation zu reduzieren,

- **traumafokussierte kognitive Verhaltenstherapie:** Integration von Trauma-Bewältigungsstrategien in die kognitive Verhaltenstherapie sowie
- **Teiletherapieverfahren** wie Ego-State-Therapie, die im Folgenden ausführlich behandelt wird.

Achtsamkeitsbasierte Ansätze will ich nur der Vollständigkeit halber erwähnen, da ich selbst keine Ausbildung in diesen Methoden habe. Dazu gehört die achtsamkeitsbasierte Stressreduktion (MBSR). Ihr Ziel ist die Reduktion von Stress durch Achtsamkeitsübungen. Die Techniken sind Meditation, Körperwahrnehmung und achtsames Atmen. Eine weitere Option stellt die achtsamkeitsbasierte kognitive Therapie (MBCT) dar. Ihre Ziele sind die Prävention von Rückfällen in Depression und Angst durch Achtsamkeit. Als Technik hat sich eine Kombination aus kognitiven Therapietechniken (siehe oben) und Achtsamkeitsübungen bewährt.

Soweit der Überblick über mögliche Therapieangebote. Für mich gilt folgender Grundsatz: Nicht nur der Therapeut/die Therapeutin muss zum Patienten passen, das gilt auch für die angebotene Therapiemethode.

Training sozialer Fähigkeiten

Das Training sozialer Fähigkeiten kann beim weniger gravierenden »People-Pleasing« und auch beim »Bambi-Reflex« sehr hilfreich sein und mit verschiedenen anderen oben genannten

Therapiestrategien verbunden werden. Der Zwang »nett« zu sein und keine Grenzen zu setzen, entsteht oft aus der Angst vor Ablehnung und dem Bedürfnis, Konflikte zu vermeiden. Durch das Erlernen und Üben neuer sozialer Fähigkeiten können Betroffene lernen, ihre eigenen Bedürfnisse besser zu erkennen und anderen zu kommunizieren, dem anderen eigene Grenzen klarer aufzuzeigen und somit gesündere Beziehungen aufzubauen. Hier ein paar Anregungen dazu.

Strategien gegen das zwanghafte Nettsein

In einem Interview mit dem AOK-Gesundheitsmagazin sagte die bekannte Psychotherapeutin und Autorin Bärbel Wardetzki: »Der Wunsch nach Anerkennung, ein ausgeprägtes Harmoniebedürfnis oder die Angst vor Ablehnung – das alles kann zum People-Pleasing beitragen und hängt oft mit einem geringen Selbstwertgefühl zusammen.«[45]

Das Stärken des Selbstwertgefühls ist in der Tat gar nicht so einfach. Oft findet man im Internet oder auf YouTube allgemeine Floskeln wie: »Indem Betroffene sich ihre Stärken bewusst machen, können sie ihr Selbstwertgefühl steigern und ihre Wünsche zukünftig selbstbewusster vertreten.«

Neben dem Mangel an Selbstbewusstsein spielen die folgenden Abschnitte in diesem Kapitel sicher eine wichtige Rolle, um gegen das zwanghafte Nettsein anzugehen. Vor allem die Fähigkeit, klare Grenzen zu setzen und Nein zu sagen, die Kommunikationsfähigkeit zu stärken oder Selbstfürsorge zu praktizieren, sind dabei relevant. Lassen Sie mich aber in diesem Abschnitt etwas zur Stärkung des Selbstwertgefühls sagen. Es geht um Schritte, die ich aus der Verhaltenstherapie kenne.

Selbstbewusste Menschen scheinen es im Leben leichter zu haben, sie wirken souverän und optimistisch, wenn sie ihre Probleme im Leben angehen. An erster Stelle möchte ich etwas zu den Stichworten Selbstakzeptanz und Selbstreflexion schreiben. Aus meiner Erfahrung ist der wichtigste Schritt zu mehr Selbstbewusstsein, sich selbst zu akzeptieren. Das heißt nicht, dass man jede Charaktereigenschaft oder Marotte an sich lieben müsste: Akzeptiere dich so, wie du bist, mit all deinen Stärken und Schwächen – das meint Selbstakzeptanz. Es ist wichtig zu erkennen, dass niemand perfekt ist und dass Fehler Teil des menschlichen Daseins sind. Sich selbst zu akzeptieren, heißt, beides zu verstehen und sich selbst anzunehmen – auch wenn der innere Kritiker damit nicht einverstanden ist und dumme Sprüche von sich gibt. Regelmäßige Selbstreflexion kann helfen, sich seiner Stärken und Schwächen bewusst zu werden. Tagebuchschreiben kann dabei ein nützliches Werkzeug sein. Nehmen Sie sich Zeit, um Ihre eigenen Bedürfnisse, Wünsche und Gefühle zu erkennen. Fragen Sie sich selbst: Tue ich das, weil ich es wirklich möchte, um jemand anderem zu gefallen oder um meine Ruhe zu haben? Ziehen wir ein Beispiel heran: Sie werden zu einem gemeinsamen Wochenende mit einer Freundin eingeladen. Überlegen Sie, ob Sie wirklich teilnehmen möchten oder ob Sie nur zusagen, weil die andere Person nicht allein sein kann (oder will) oder weil andere in Ihrem Umfeld es auch so machen.

Ihr Selbstbewusstsein hängt stark davon ab, wie Sie sich selbst fühlen, denn mit einem gesunden Körper und Geist fällt es meist viel leichter, eine gesunde Lebenseinstellung anzunehmen. Deshalb sollten Sie auf regelmäßige körperliche Aktivität, auf eine ausgewogene Ernährung und ausreichend Schlaf achten. Jeden Tag eine Aufbackpizza aus dem Tiefkühlfach zu essen, trägt sicher nicht zu einem nachhaltigen Wohlbefinden bei. Überlegen Sie bitte, was Ihnen Spaß macht (außer chillen!)

und fördern Sie ganz bewusst Aktivitäten, die Ihnen Freude machen, auch wenn Sie Ihren inneren Schweinehund dazu überlisten müssen.

Darüber hinaus möchte ich ein paar Dinge zum Thema Kritik äußern: Kritik anzunehmen heißt, dass Sie sie als Information über sich annehmen, sie aber nicht als persönliche Beleidigung und Maßregelung betrachten. Das ist schwer, das muss man üben! Es ist einfacher, und durch die Vorerfahrung von vielen gut eingeübt, sich selbst zu verurteilen und sich von Kritik entmutigen zu lassen. Wenn Sie es schaffen, sich einen Moment lang neben sich zu stellen und die Kritik aus einem konstruktiven Blickwinkel zu betrachten, können Sie im Sinne eines Feedbacks (und nicht einer Kritik) daraus lernen.

Viele Menschen haben ein geringes Selbstwertgefühl, weil sie ihre Ziele nicht erreichen. Das liegt oft nicht an ihrer eigenen Unfähigkeit, sondern an viel zu hohen Ansprüchen an sich selbst. Die Messlatte liegt einfach zu hoch! Deshalb sollte man die inneren Ansprüche überprüfen, die von den inneren Perfektionisten, Antreibern und Co. wie ein Mantra wiederholt werden. Letztlich sage ich: Seien Sie nicht zu streng zu sich und setzen Sie sich kleine, realistische Ziele, die Sie auch erreichen können. Vielleicht hilft Ihnen ein Satz, den ich in einem Impro-Theater-Workshop gelernt habe: »Es geht nicht darum, perfekt zu sein, sondern darum zu lernen, heiter zu scheitern.« Das Erreichen von Zielen kann das Gefühl von Kompetenz und Selbstwirksamkeit stärken und Sie werden merken, dass jedes erreichte Ziel Ihnen einen Boost für das Selbstbewusstsein gibt. Und noch etwas: Sich mit anderen zu vergleichen, ist normal und natürlich. Allerdings ist es wichtig, das nicht ständig zu tun, denn es kann entmutigen und dem Selbstbewusstsein schaden. Seien Sie sich bewusst, dass es immer jemanden gibt, der besser oder schlechter ist als Sie. Es gibt immer jemanden, der zu Ihrer Meinung eine konträre hat, der das, was Sie machen, nicht gut findet und überhaupt alles anders machen würde. Was soll's?! Konzentrieren Sie sich auf Ihre eigenen Ziele, dadurch werden Sie langfristig glücklicher. Dazu helfen mir zum Beispiel positive Selbstgespräche. Ich verwende positive Affirmationen (Bestärkungen), um negative Gedankenmuster zu durchbrechen. Sätze wie »Ich bin wertvoll« oder »Alles wird gut« können dabei regelmäßig wiederholt werden. Ich persönlich sage mir diese Sätze innerlich laut vor, wenn es brenzlig wird.

In diesem Zusammenhang sind auch Komplimente relevant. Komplimente von anderen anzunehmen, ist wichtig, weil es hilft, Selbstvertrauen aufzubauen. Es ist ein gutes Gefühl, wenn jemand etwas Nettes über Sie sagt, und es ist doppelt gut, wenn Sie das Kompliment auch annehmen können. Seien Sie ehrlich und sagen Sie »Danke« oder »Vielen Dank, ich habe mich auch sehr gefreut, dass es geklappt hat« oder etwas Ähnliches, das Sie wirklich empfinden. Wenn Sie ein Kompliment ablehnen, passieren zwei Dinge: Erstens senden Sie sich selbst und dem anderen die Botschaft: »Ich fühle mich nicht wertvoll genug, um das Kompliment anzunehmen.« Außerdem weisen Sie den anderen zurück und sagen indirekt: »Deine/Ihre freundliche Nähe ist mir nicht wichtig.«

Dazu fällt mir eine Begebenheit ein: Mein Freund Hans hatte mir sehr zeitaufwendig bei der Renovierung einer Wohnung geholfen. Ich wollte mich erkenntlich zeigen und machte ihm ein Geschenk – das er aber nicht annehmen wollte und sich mit Händen und Füßen dagegen sträubte: »Nein, das muss nicht sein, das habe ich doch gerne gemacht …« Wo ist das Problem? Da stimmen Geben und Nehmen nicht! So bleibe ich auf meinen Schuldgefühlen sitzen, so viel bekommen zu haben und nichts wiedergutmachen zu können. Fazit: Hans werde ich wohl nicht mehr fragen, ob er mir beim Tapezieren hilft.

Um ein gesundes Verhältnis zur eigenen Umwelt aufzubauen, sollte man nach sozialer Unterstützung und nachhaltigen Beziehungen suchen, sich aber auch darin üben, Grenzen zu setzen: Man muss Nein sagen, wenn es nötig ist. Ihr Wert als einzigartiger Mensch (es gibt Sie sicher nicht zweimal) darf nicht nur darin bestehen, für andere da zu sein. Grenzen setzen zu können, zeigt Selbstachtung und schützt vor Überforderung. Positive Menschen können Sie aufbauen und motivieren, während toxische und manipulative Beziehungen Ihnen Ihre gesamte Energie rauben. Verbringen Sie Ihre Zeit also mit Personen, die Sie wirklich schätzen und mögen.

Es gibt sicher noch andere Punkte, die hier zu erwähnen wären: Hobbys und Interessen pflegen, Dankbarkeit für die kleinen Dinge und positives Denken erlernen und vielleicht können Sie auch ernsthaft überlegen, ob Sie sich professionelle Unterstützung holen sollten – Sie müssen nicht alles alleine schaffen. Als Startpunkt sollen diese Aspekte jedoch genügen.

Strategien zum Setzen von Grenzen

Diesen mir wichtigen Gedanken möchte ich an den Anfang dieses Kapitels setzen: Eine Grenze zu ziehen, heißt: Hier geht es für den anderen nicht weiter. Nein zu sagen, heißt: Der andere bekommt nicht, was er sich wünscht oder vielleicht sogar einfordert. Das mag für den anderen traurig, bitter, empörend und was auch immer sein, aber mit meiner Grenze, meinem Nein schütze ich mich und meine Identität. Dass der andere das super und großartig finden sollte, damit ich keine Schuldgefühle habe, kann man sich wünschen – es wird aber meist nicht eintreten.

Deshalb müssen wir akzeptieren: Wer Grenzen setzt, muss lernen, die Reaktion des anderen zu ertragen – die Enttäuschung, den Ärger, die Traurigkeit. Das müssen wir neu lernen und üben, weil wir meist so nicht erzogen wurden. Die »Bambi-Reaktion« ist ja eine Form der stressbedingten Anpassung und manifestiert sich eben in der großen Schwierigkeit, persönliche Grenzen zu setzen und Nein zu sagen. Diese Verhaltensweise ist tief in der Angst vor Konflikten, Ablehnung und negativen Konsequenzen verwurzelt.

Unser Ziel sollte sein, die Fähigkeit zu entwickeln, gesunde persönliche und emotionale Grenzen zu setzen und zu wahren. Dazu müssen wir lernen, unsere persönlichen Grenzen zu identifizieren und die eigenen Bedürfnisse und Wünsche ernst zu nehmen. Beginnen Sie damit, Ihr Nein in kleinen, weniger bedrohlichen Situationen zu äußern, um Selbstvertrauen und Fähigkeiten aufzubauen. Dazu braucht es eine klare Kommunikation. Es braucht das Erlernen und Praktizieren klarer und direkter Gesprächsführung, um die Grenzen zu markieren und dem anderen zu zeigen, wie wichtig Ihnen etwas ist. Vor der beleidigten Antwort »Du bist ja ganz schön egoistisch« muss ich Sie leider warnen – sie ist das Totschlag-Argument. Bleiben Sie mutig und stehen Sie für sich ein – Sie sollten es sich wert sein.

Zusammenfassend: Über das Setzen von Grenzen

1. **Erkennen eigener Grenzen:** Identifizieren Sie persönliche Grenzen und die Situationen, in denen diese häufig überschritten werden.
2. **Grenzsetzung:** Üben Sie ganz praktisch, Grenzen in verschiedenen sozialen Kontexten zu setzen, sie durchzusetzen und dabei zu bleiben.

3. **Selbstfürsorge-Techniken:** Entwickeln Sie Strategien zur Pflege und Stärkung der eigenen physischen und emotionalen Gesundheit.

Strategien gegen die Unterdrückung von Emotionen

Mir ist wichtig, Ihnen deutlich zu machen, dass Sie nicht dafür verantwortlich sind, die Emotionen anderer zu steuern. Ihre Sicherheit und Ihr Wohlbefinden hängen heute nicht mehr davon ab, anderen zu gefallen. Das mag früher anders gewesen sein, als Sie als Kind oder Jugendlicher keine andere Wahl hatten, wenn Sie psychisch (und vielleicht auch körperlich) überleben wollten. Dieser Gedanke kann als erster Schritt vielleicht schon dazu beitragen, Ihre Übererregung (Hypervigilanz) und Ihren ständigen Wachsamkeitszustand herunterzufahren. Gegen diese Hypervigilanz gibt es natürlich auch praktische Übungen und Entspannungstechniken, die ich erwähnen möchte: Methoden wie Atemübungen, progressive Muskelentspannung und Meditation können helfen, den Körper zu beruhigen und Anspannung zu reduzieren.

Wenn Sie sich dazu entschlossen haben, sich professionelle Unterstützung zu holen, dann kann Ihr Therapeut Ihnen dabei helfen, sich wieder mit Ihren eigenen Emotionen und Erfahrungen zu verbinden. Das ist etwas – wie das Grenzensetzen –, das Sie erst geduldig üben müssen, denn bisher waren Sie hauptsächlich in Kontakt mit den Emotionen der anderen. Mit dem Blick auf Ihre innere Welt, auf die Wiederverbindung mit Ihrer gefühlhaften Seite, geht noch etwas anderes einher: das Erkennen und Anerkennen Ihrer persönlichen Gefühle, Bedürfnisse und Wünsche, die Sie lange ignoriert oder unterdrückt haben. Indem Sie sich darauf einlassen, können Sie Ihre eigenen Grenzen und die Bedeutung ihrer Durchsetzung besser verstehen.

Versuchen Sie Schritt für Schritt (mit professioneller Hilfe), spezifische Strategien zu erlernen, die Verantwortung für die Emotionen anderer loszulassen und eigene Bedürfnisse in den Vordergrund zu stellen.

Kommunikationstraining

Das Training sozialer Fertigkeiten beim zwanghaften Nettsein und der »Bambi-Reaktion«, wie ich sie in den letzten Abschnitten beschrieben habe, zielt darauf ab, Betroffenen zu helfen, selbstbewusster, selbstfürsorglicher und durchsetzungsfähiger zu werden. Das gelingt um so besser, je direkter und offener Kommunikation gestaltet werden kann. Es braucht eine Verbesserung der Fähigkeit, effektiv zu kommunizieren: Dazu gehören insbesondere das Setzen von Grenzen und das Äußern von Bedürfnissen und Wünschen in einer Sprache, die der andere verbal und affektiv versteht. Vor dem Antworten steht das Zuhören, genauer: das aktive Zuhören. Damit ist die Verbesserung der Fähigkeit gemeint, aufmerksam zuzuhören und zu zeigen, dass man das Gehörte verstanden hat – auch durch Mimik und Gestik. Dann kommt das Antworten. Insgesamt gilt es, zu lernen, wie man klar und präzise kommuniziert, um Missverständnisse zu vermeiden.

Ich möchte an dieser Stelle kurz über die Grundlagen der Kommunikation referieren, über Kommunikationsmodelle (zum Beispiel das Sender-Empfänger-Modell) und über die Bedeutung verbaler und nonverbaler Kommunikation. Für ein erweitertes Verständnis dazu gibt es viele Informationen im Internet und in gut geschriebenen Büchern.

Ich möchte einen Satz erwähnen, der in meiner hypnosystemischen Ausbildung bei Gunther Schmidt immer wieder auftauchte: »Die Bedeutung einer Botschaft bestimmt immer der

Empfänger und nie der Sender.« Was ist damit gemeint? Diese Aussage betont, dass die Interpretation und das Verständnis einer Nachricht letztlich vom Empfänger, dem Adressaten einer Botschaft, abhängen. Ich kann zwar als Sender viel dafür tun, »richtig« verstanden zu werden (deshalb Kommunikationstraining), aber letztlich ist es der Empfänger, der entscheidet, ob er mich verstehen kann oder will. Wir alle haben unsere subjektive Wahrnehmung: Wir alle haben unsere eigene Sichtweise, unsere Erfahrungen im Leben, unsere kulturellen Hintergründe und emotionalen Zustände, die die Interpretation einer Nachricht beeinflussen. Das bedeutet, dass die gleiche Nachricht von verschiedenen Empfängern unterschiedlich verstanden werden kann. Dieses »Verstehen« heißt, dass verbale und nonverbale Botschaften, die uns über unsere Sinnesorgane erreichen, »dekodiert« (entschlüsselt) werden müssen. Das geschieht beim Empfänger basierend auf seinen eigenen Vorannahmen und dem Kontext, in dem die Nachricht empfangen wird. Der Sender hat zwar eine bestimmte Absicht oder Bedeutung im Kopf, aber sie kann beim Empfänger ganz anders ankommen, wie in diesem Beispiel:

Sender: Meine Frau sagt zu mir: »Ich würde gerne mit dir über den gestrigen Abend bei unseren Freunden sprechen.«
Empfänger: Ich dekodiere diesen Satz – wenn seine Bedeutung nicht schon durch den Sprachausdruck/Mimik/Gestik deutlich wird – auf verschiedene Weise:

- *Positiv:* Meine Frau interessiert sich für unser Gespräch und möchte mir eine positive Rückmeldung geben.
- *Negativ:* Meine Frau ist unzufrieden und will Kritik an mir äußern.

- *Neutral:* Meine Frau fand das Thema interessant und möchte es mit mir vertiefen.

In diesem Beispiel zeigt sich, dass die eigentliche Bedeutung der Botschaft meiner Frau von mir, dem Empfänger, und meiner Interpretation abhängt. Das wiederum hat viel mit dem Stand unserer Beziehung, dem Kontext und meiner Stimmung zu tun. Dazu fällt mir das Bild mit den vier Ohren von Friedemann Schulz von Thun ein. Wir können eine Botschaft auf vier Ebenen, also mit vier verschiedenen Ohren, hören:

- **Sachebene:** »Die Wasserflasche ist leer.« Auf der Sachebene werden Daten, Fakten und Zahlen vermittelt.
- **Beziehungsebene:** »Du bist so egoistisch und trinkst immer das Wasser leer.« Hier wird die Meinung des Senders über den Empfänger vermittelt.
- **Appellseite:** »Hol sofort neues Wasser!« Darin liegt eine Aufforderung des Senders an den Empfänger.
- **Selbstoffenbarung:** »Ich finde es nervig, dass das Wasser immer leer ist.« Diese Information vermittelt die Emotionen des Senders.

Dadurch entstehen vier verschiedene Botschaften einer Nachricht, die der Empfänger erst »entschlüsseln« muss – und da sind Missverständnisse vorprogrammiert. Was hat das jetzt mit dem Kommunikationstraining in Zusammenhang mit der »Bambi-Reaktion« zu tun? Wenn die Empfängerseite einer Botschaft schon so wenig kalkulierbar ist, sollte ich auf der Senderseite so präzise und klar wie möglich kommunizieren. Da kommt Schulz von Thun wieder ins Spiel: Neben den vier Ohren gibt es auch vier Schnäbel. Wenn ich zu jemandem spreche, kann mein »Schnabel« verschiedene Botschaften senden:

- die Sachinformation (worüber ich den anderen informieren will),
- die Selbstkundgabe (was ich dem anderen von mir zu erkennen geben will),
- den Beziehungshinweis (was ich von dir halte und wie ich zu dir stehe) und
- den Appell (was ich bei dir erreichen möchte).

Der Satz, der von mir als Sender mit den vier Schnäbeln gesprochen wird und damit vier verschiedene Botschaften enthalten kann, wird vom Empfänger mit vier verschiedenen Ohrenpaaren gehört. Hier können zwangsläufig viele Missverständnisse entstehen, wie in dem wunderbaren Film mit Bill Murray, einem Amerikaner in Japan: »Lost in Translation«.

Weil unsere Kommunikation sehr anfällig für Missverständnisse ist, braucht es so viel Klarheit wie möglich. Wenn Sie aus Unsicherheit, »Bescheidenheit« oder Übervorsicht, weil Sie nichts Falsches sagen möchten, unklar und schwammig formulieren (nichts Genaues sagen, damit man nicht festgelegt werden kann), fördern Sie damit die Möglichkeit für Missverständnisse. Ihre Bescheidenheit im Auftreten und Sprechen stärkt die Dominanz der Interpretation des Empfängers. Das kann nicht in Ihrem Interesse sein. Sie kennen sicher den Spruch meiner Oma: »Bescheidenheit ist eine Zier, doch weiter kommt man ohne ihr.« Da ist was Wahres dran.

Lassen Sie mich unser erarbeitetes Wissen über das Kommunikationsmodell von Schulz von Thun kurz zusammenfassen.

Für eine gelingende Kommunikation ging es in diesem Abschnitt um

- die Stärkung des Selbstbewusstseins in kommunikativen Situationen,
- das Erlernen von Techniken, um die eigene Meinung klar und respektvoll zu vertreten,
- das Erlernen strukturierter Gesprächsführung, um zielgerichtete und produktive Dialoge zu führen, und
- das Wissen um das Kommunikationsmodell von Schulz von Thun mit vier Ohren und Schnäbeln.

Das Erlernen von Selbstfürsorge-Techniken

Im Kapitel über die Strategien zum besseren Grenzensetzen hatte ich von der Wahrnehmung der eigenen Bedürfnisse und Wünsche in Zusammenhang mit Selbstwertsteigerung und Empowerment gesprochen. Sie kennen doch alle den Werbeslogan von L'Oréal: »Weil ich es mir wert bin«. Vielleicht erinnern Sie sich an die »wunderschöne« Frau im Clip, die sich gerade mit dem teuren Produkt dieser Firma die Haare gefärbt hat. Das ist verkaufspsychologisch auf mehreren Ebenen sehr ausgeklügelt: Das »Ich« im Slogan ist zuallererst keine Anrede sondern eine Ich-Botschaft der Frau im Clip an das Publikum. Durch Identifikation mit der Botschaft, wird Kundinnen suggeriert, dass sie es verdienen, in sich selbst zu investieren. Dadurch wird das Selbstwertgefühl angesprochen und verstärkt. Gleichzeitig wird das schlechte Gewissen beruhigt, falls sie gezögert haben, teure Kosmetik zu kaufen: Es geht ja darum, sich etwas Gutes zu tun.

Wir sind uns sicher einig, dass Kosmetikprodukte auf Dauer nicht glücklich machen. Aber was macht dann glücklich? Lassen Sie uns über hilfreiche Selbstfürsorge-Techniken nachdenken. Allgemein betrachtet sind sie Methoden der Psychotherapie, die Menschen helfen sollen, sich bewusst um ihr eigenes körperliches, emotionales und mentales Wohlbefinden zu kümmern. Sie dienen dazu, Stress abzubauen, die Resilienz zu stärken und die allgemeine psychische Gesundheit zu verbessern. Was ich jetzt schreibe, haben Sie sicher schon gehört. Aber durch Wiederholung wird es nicht falsch: An erster Stelle kommt körperliche Selbstfürsorge mit regelmäßiger Bewegung, ausgewogener Ernährung und guter Schlafhygiene. Meinen Patienten empfehle ich zusätzlich das Erlernen von Entspannungstechniken wie Atemübungen, Meditation oder progressiver Muskelentspannung zum Stressabbau. Im Rahmen dieses Buches möchte ich aber auf etwas Besonderes hinweisen: auf die emotionale Selbstfürsorge.

Dazu gehört es, Selbstmitgefühl zu üben. Das bedeutet, sich selbst mit Freundlichkeit, Verständnis und Akzeptanz zu begegnen, besonders in schwierigen oder stressigen Momenten. Das ist das Gegenteil von übermäßiger Selbstkritik. Selbstmitgefühl hilft, emotional resilienter zu werden. Dazu empfehle ich Ihnen den Ansatz von Kristin Neff, einer amerikanischen Psychologin und Pionierin auf dem Gebiet der Selbstmitgefühlsforschung. Sie unterscheidet drei Hauptkomponenten des Selbstmitgefühls:

- **Selbstfreundlichkeit statt Selbstkritik:** sich selbst mit Güte behandeln, anstatt sich für Fehler fertigzumachen,
- **gemeinsame Menschlichkeit statt Isolation:** verstehen, dass jeder mal scheitert oder leidet – niemand ist allein,
- **Achtsamkeit statt Überidentifikation:** Emotionen bewusst wahrnehmen, ohne sich von ihnen überwältigen zu lassen.[46]

Dabei ist Selbstmitgefühl nicht mit Selbstmitleid zu verwechseln. Selbstmitleid bedeutet, sich in seinem Leid zu verlieren (»Warum immer ich?«), während Selbstmitgefühl einen mitfühlenden, aber realistischen Blick auf sich selbst ermöglicht.

Ein weiterer Aspekt besteht darin, Gefühle zuzulassen und auszudrücken: Das ist für mich ein wesentlicher Bestandteil der emotionalen Selbstfürsorge und trägt maßgeblich zur psychischen Gesundheit bei. Zwei effektive Methoden hierfür sind das Führen eines Tagebuchs und zu lernen, offene Gespräche mit vertrauten Menschen zu führen – auch wenn es Ihnen schwerfällt, über Ihre Gefühle zu sprechen. Das regelmäßige Festhalten von Gedanken und Emotionen in einem Tagebuch dient vor allem der Selbstreflexion: Durch das Schreiben können Sie Ihre Gefühle klarer erkennen und verstehen, was wiederum zu einer besseren Selbstwahrnehmung führt. Das Niederschreiben von Gedanken strukturiert das Denken und kann Sie bei der Lösung von Problemen unterstützen. Aus einem Seminar bei Luise Reddemann kenne ich den Vorschlag eines Dankbarkeitstagebuches: Fokussieren Sie sich auf positive Erlebnisse und notieren Sie täglich Dinge, für die Sie dankbar sind.

Auch das Grenzensetzen, um Überforderung zu vermeiden, gehört zur emotionalen Selbstfürsorge – das hatten wir weiter oben schon.

Diese Techniken können individuell auf spezifische Bedürfnisse und Herausforderungen abgestimmt werden. In der Psychotherapie finden sie gezielte Anwendung, um die Selbstheilungskräfte zu stärken und langfristige Strategien zur Förderung des Wohlbefindens zu entwickeln.

Kapitel 10: Teiletherapie in der Arbeit mit dem inneren Beschwichtiger

Obwohl die Schlagworte »Bambi-Reaktion« oder »People-Pleasing« keine wissenschaftlichen Begriffe sind, beschreiben sie doch sehr anschaulich Verhaltensmuster, die Sie vielleicht selbst kennen oder die Ihnen bei anderen im Alltag häufig begegnen. Auch in psychologischer Literatur werden sie häufig beschrieben. Man könnte vielleicht davon sprechen, dass Menschen mit diesem Verhalten eine Art Muster, Schema oder Programm in sich tragen, das angesichts einer unangenehmen oder beängstigenden Situation als »Bambi-Reflex« aktiviert wird. Dann beginnen sie, sich zwanghaft nett zu verhalten. Also: Ein Erleben in der Gegenwart (vermutlich hat das irgendeine nicht bewusste Ähnlichkeit mit einer Erfahrung von früher) startet in diesen Personen unbewusst ein Programm, das früher als Überlebens- und Lösungsstrategie erfolgreich gelernt und abgespeichert wurde und heute wie zwanghaftes Nettsein aussieht.

In der Schematherapie des US-Psychologen Jeffrey Young wird so etwas als in der Kindheit herausgebildetes dysfunktionales Schema bezeichnet,[47] in der Transaktionsanalyse als Kind-Ich-Zustand,[48] in der Ego-State-Therapie als Ego-State oder Persönlichkeitsanteil.[49] Sie können sich das wie eine App auf Ihrem Handy vorstellen: ein vernetztes Programm, eine Anwendungssoftware, die darauf spezialisiert ist, eine Fragestellung oder ein Problem schnell zu lösen. Denken Sie an Ihre Wetter-App, wenn Sie schauen wollen, wann es zu regnen beginnt. Die »Bambi-App« ist so eine Art Anwendungssoftware in unserem Biocomputer. Sie soll eine unangenehme oder beängstigende Situation bestmöglich lösen. In der Sprache der eher verhaltenstherapeutisch orientierten Schematherapie wird diese »Bambi-App« als »Unterwerfungs-Schema« bezeichnet. Sie bestimmt, wie wir Informationen interpretieren, und sie beeinflusst unsere Emotionen, unsere Wahrnehmung sowie die Art und Weise, wie wir uns in Beziehungen verhalten, meint Jeffrey Young. »Als Schemata oder genauer ›maladaptive Schemata‹ bezeichnet Jeffrey Young dauerhafte, ungünstige Verhaltensmuster, die jemand in der Kindheit und Jugend erworben hat – und zwar dadurch, dass seine emotionalen Grundbedürfnisse nicht befriedigt wurden.«[50]

Ich bin kein Schematherapeut. Aber zum Verständnis der weiteren Schritte in der hypnotherapeutischen Teiletherapie, wie ich sie praktiziere, ist es hilfreich, sich die zwölfte Schemadomäne »Unterwerfung« in diesem Konzept einmal genauer durchzulesen. Der Ich-Zustand, oder das Schema, kann wie folgt beschrieben werden.

12. Schemadomäne: Unterwerfung
(Junger Disziplinierter Modus, engl. JDM)

Dabei handelt es sich um eine übermäßige Abgabe der Kontrolle an andere, weil man sich dazu gezwungen fühlt. Das geschieht normalerweise, um Ärger, Vergeltung oder Verlassenheit zu vermeiden. Die beiden Hauptformen der Unterwerfung sind:

- Unterwerfung von Bedürfnissen: Unterdrückung der eigenen Vorlieben, Entscheidungen und Wünsche,
- Unterdrückung von Emotionen: Unterdrückung des Ausdrucks von Gefühlen, insbesondere von Wut.

In der Regel geht es um die Erfahrung, dass die eigenen Wünsche, Meinungen und Gefühle für andere nicht gültig oder wichtig sind. Das zeigt sich häufig in übermäßiger Nachgiebigkeit kombiniert mit Überempfindlichkeit gegenüber dem Gefühl, in der Falle zu sitzen. Unterwerfung führt im Allgemeinen zum Aufbau von Wut, die sich in maladaptiven Symptomen äußert (zum Beispiel passiv-aggressives Verhalten, unkontrollierte Wutausbrüche, psychosomatische Symptome, Entzug von Zuneigung, »Ausagieren« und Drogenmissbrauch).[51]

Hier ist noch einmal aus Sicht der Schematherapie zusammengefasst, worum es bei einem dysfunktionalen Schema, einem maladaptiven Muster wie der »Bambi-Reaktion« geht. An dieser Stelle möchte ich nochmals daran erinnern, dass eine Strategie, um Stress und Ängste zu vermeiden, nicht per se schlecht ist – im Gegenteil. Sich aber immer gefällig, nett oder gar »süß« zu verhalten und immer »Ja, gerne« zu sagen, kann zu Problemen führen. Andere fangen an, das als selbstverständlich anzusehen, dann greifen Ausbeutung und Selbstausbeutung bis hin zum Burn-out um sich. So kann sich kaum eine unabhängige und starke eigene Identität entwickeln.

Es geht mir um eine Gewohnheitshaltung oder Generalstrategie für unangenehme oder beängstigende Situationen. Damit wir die »gute Absicht« hinter der »Bambi-Reaktion« besser verstehen, will ich Ihnen das Modell der Ego-State-Therapie vorstellen und dann meine Ideen zur inneren Psychodynamik und in Bezug auf die Veränderung des »Bambi-Reflexes« schildern. Das soll an einem Fallbeispiel verdeutlicht werden.

Ego-States und die innere Bühne

Mit dem Begriff »Ego-State-Therapie« verknüpfen wir heute die Namen von John und Helen Watkins, die in den 1970er Jahren versucht haben, der damals in den USA sehr populären Psychoanalyse das wirksame und vor allem zeitsparendere und kostengünstige Modell der Hypnoanalyse entgegenzusetzen. Die beiden wollten eine »One-Cent-Psychoanalysis« entwickeln. So entstand ein therapeutischer Ansatz, »der psychoanalytisches Wissen, Hypnose und die Theorien Janets zusammenbringt«, wie Luise Reddemann im Vorwort zum Lehrbuch von Watkins und Watkins schreibt.[52]

Dieses Denkmodell sollte für schwierige Patienten eine kreative Möglichkeit der Therapie auf der inneren Bühne eröffnen – nicht auf der äußeren Bühne der Übertragung und Gegenübertragung wie in der klassischen Psychoanalyse. Das Ehepaar legte seinem Ansatz die Idee der inneren Vielfalt zugrunde: Man könnte sagen, wir alle sind zwar nicht unbedingt »multipel«, aber zumindest »poly-psychisch«. Von diesem Standpunkt aus entwickelten sie eine in der psychotherapeutischen Alltagspraxis breit anwendbare Therapieform, die mit hypnotherapeutischen Methoden auf der inneren Bühne arbeitet und in keiner Weise auf die Psychotraumatologie beschränkt bleiben muss.

Ein Ego-State, ein »Ich-Zustand«, wird als neuronales Verhaltens- und Erlebnisnetzwerk gemachter Beziehungserfahrungen gedacht. Er ist im autobiografischen Gedächtnis als Muster, Schema, Programm aus Kognition, Affekt, Körperempfinden oder Handlungsimpuls abgespeichert. Die Ego-State-Therapie von Watkins vertritt die Idee, dass unser Selbst aus einer Vielzahl dieser Ego-States besteht, die jeweils eigene Erinnerungen, Emotionen und Verhaltensweisen haben. Das Therapieverständnis zielt darauf ab, diese verschiedenen Ego-States zu identifizieren, zu verstehen und zu integrieren, um eine ganzheitliche Heilung zu ermöglichen. Die Heilungsidee hinter dieser Therapie ist, durch die Arbeit mit den verschiedenen Ego-Zuständen innere Konflikte zu lösen, Selbstakzeptanz zu fördern und eine gesunde Selbstregulation zu erreichen.

Die Annahme, dass unsere Persönlichkeit aus verschiedenen Anteilen besteht, ist nicht neu und einmalig. An dieser Stelle möchte ich Sie noch einmal an den schon erwähnten Schweizer Psychiater und Schizophrenieforscher Luc Ciompi erinnern. Er hat uns durch seine Arbeiten gelehrt, dass situativ zusammengehörige Gefühle, Wahrnehmungen und Verhaltensweisen sich zu funktionierenden Einheiten verbinden, sogenannten Fühlen-Denken-Verhalten-Programmen (FDV-Programmen). Diese aktualisieren und modifizieren sich in ähnlichen Situationen und sind die Bausteine des psychischen Apparats. Diese FDV-Programme sind ein komplexes hierarchisiertes Gefüge und werden im handelnden Erleben lebenslang auf-, aus- und teilweise umgebaut. Die Kernaussage des Ansatzes lautet somit: Die menschliche Psyche kann als Netzwerk von miteinander verbundenen Ich-Zuständen betrachtet werden.

Auch wenn wir mit Watkins davon ausgehen können, dass jeder von uns eine Vielzahl von Ego-States in seiner Persönlichkeit besitzt, die er vor allem in der Kindheit und Jugend erworben hat, lassen sich diese trotzdem zu Gruppen zusammenfassen.

Hier sind einige typische Kategorien von Ego-States, wie ich sie in der Ego-State-Therapie häufig vorgefunden habe. In der folgenden Aufzählung werden zuerst die drei Hauptgruppen und dann die relevanten Untergruppen genannt.

- **Normale (gesunde) Ego-States:** Das sind grundsätzlich ressourcenreiche Ego-States, die weitgehend frei von Konflikten sind. Dabei handelt es sich um die alltäglichen Ego-States, die wir in unserem normalen Leben nutzen. Sie sind unterstützend, wohlwollend und können Ressourcen, Stärken sowie positive Erfahrungen repräsentieren, die der Person helfen, mit Herausforderungen umzugehen. Sie machen uns flexibel und anpassungsfähig und durch sie können wir verschiedene Rollen wie beispielsweise Elternteil, Freund, Arbeitnehmer übernehmen.
- **Erlebende Ego-States:** Sie entstehen als Reaktion auf traumatische oder schmerzhafte Erfahrungen und tragen die Erinnerungen, Gefühle und Überzeugungen, die mit diesen Erlebnissen verbunden sind (sogenannte Erinnerungs-Container). Diese verletzten Zustände können im Alltag aktiviert werden und zu unerwünschten Reaktionen führen.
- **Bewältigende Ego-States:** Das sind Ego-States, die eine Bewältigungsstrategie im Traumamoment entwickelt haben, sich aber später im Leben meist in Form von Psychopathologien zeigen. Diese Teile heißen auch traumakompensatorische Ego-States oder destruktiv wirkende Ego-States.
- **Kindliche Ego-States:** Diese Zustände repräsentieren das innere Kind in verschiedenen Entwicklungsstadien. In ihnen finden sich meist nicht erfüllte Bedürfnisse und Wünsche des Kindes, schmerzhafte Emotionen von Verlassenheit, Sehnsucht oder Schmerz. Die Ego-States sind oft sehr jung und

unreif– zum Teil auch vorsprachlich –, aber auch reifer und entwickelter.

- **Schützende Ego-States:** Diese Zustände entwickeln sich, um die verletzten oder kindlichen Ego-States zu schützen. Sie können sehr unterstützend und ressourcenreich sein, aber auch defensiv, kontrollierend oder aggressiv. In einem hypnotherapeutischen Verständnis versuchen sie, die Person vor weiterem Schaden zu bewahren.
- **Innere Kritiker-Ego-States:** Zur Gruppe der Schützer gehört auch die Gruppe der inneren Kritiker und sogenannten Täterintrojekte. Diese Zustände sind oft sehr kritisch, negativ und entwertend gegenüber der eigenen Person. Sie können aus inneren Dialogen bestehen, die Selbstzweifel, Schuldgefühle oder Minderwertigkeitsgefühle verstärken.
- **Überlebens-Ego-States:** Diese Ich-Zustände aktivieren sich in extremen Stress- oder Gefahrensituationen und konzentrieren sich darauf, das Überleben der Person zu sichern. Sie können automatische und instinktive Reaktionen wie Flucht, Kampf, Erstarren und auch die »Bambi-Reaktion« auslösen.
- **Dissoziative Ego-States:** Diese Zustände sind stark abgespalten und können das Bewusstsein der Person in bestimmten Situationen dominieren, insbesondere bei Menschen mit dissoziativen Traumafolgestörungen. Diese Zustände sind oft durch hohe Grade von Amnesie oder Identitätsverwirrung gekennzeichnet.

Die Arbeit in der Ego-State-Therapie zielt darauf ab, diese verschiedenen Zustände zu identifizieren, zu verstehen und zu integrieren. Durch die Anerkennung und Akzeptanz aller Teile der Persönlichkeit können ein harmonisches Gleichgewicht und ein besseres Funktionieren erreicht werden – so die allgemeine Heilungsidee.

Es gibt zwar unendlich viele Ego-States, aber einige sind hochfunktional und prägen unsere inneren Dynamiken und damit unsere Persönlichkeit. Diese Ich-Zustände sind neurobiologisch gesehen neuronale Netzwerke, Erfahrungsniederschläge im autobiografischen Gedächtnis, die alle Menschen haben. Probleme entstehen, wenn Ego-States in Schmerz, Trauma, Angst oder Wut verharren und darin gefangen bleiben. Der Ego-State-Therapeut arbeitet, statt »nur darüber zu reden«, direkt in Trance – das ist ein Alleinstellungsmerkmal der EST im Vergleich zur Transaktionsanalyse oder der Schematherapie. Die Arbeit in Trance mit dem Persönlichkeitsanteil oder Ich-Zustand hat die Integration zum Ziel. Das bedeutet, dass die verschiedenen Ich-Zustände in konfliktfreier Beziehung miteinander existieren sollen – es geht letztlich um Synergien im inneren System. Das Symptomverständnis der Ego-State-Therapie orientiert sich an der Hypnosystemik. Das Symptom ist nicht das Problem, sondern die Lösung für ein Problem – oder wie Gunther Schmidt sagt: Symptome sind Lösungsversuche mit Preis.

Die innere Bühne

Lassen Sie uns einen Blick auf die innere Bühne werfen, einen systemischen Blick. Das heißt, einzelne Personen oder Elemente sollen als Teil eines größeren Gesamtsystems betrachtet werden, dessen Elemente in wechselseitigem Zusammenhang miteinander stehen.

In äußeren sozialen Systemen sind wir immer mit Widersprüchen konfrontiert, die balanciert werden müssen. Sie sind immer paradox organisiert, schreibt Fritz Simon,[53] und Organisationen sind – auf einer bestimmten Ebene betrachtet – überhaupt nur deshalb sinnvoll, weil sie diese Widersprüche handelbar machen.

Das alles gilt auch für das innere System. Nach gelungenen und auch weniger gelungenen Erfahrungen in unserer Kindheit und Jugend (natürlich auch noch danach) finden wir unterscheidbare innere Anteile auf der inneren Bühne: hilfreiche Ressourcen, entwertende Machthaber, einsame Machtlose, wütende Kämpfer, fliehende Verstecker, unterwürfige Aufgeber, eingefrorene Totsteller, nette Konfliktvermeider, emsige Beschwichtiger, ... Sie sind mal eher weiblich oder männlich oder divers. Aber wie entstehen dieses innere Drehbuch und die Besetzungsliste?

Die Entstehung der konfliktreichen inneren Teile

Besonders wichtig ist die Entstehung von Anteilen in unserer Persönlichkeitsentwicklung in der Kindheit, wie im Kapitel »Das Dilemma des inneren Kindes« beschrieben. Die Anteile, die sich unter Stress bilden, besonders unter Hochstress, also traumatischem toxischem Stress, entwickeln sich quasi zwangsläufig durch eine Anpassung oder eben auch Überanpassung an etwas, das uns bedroht. Wie können wir das verstehen?

Der Bindungswunsch beziehungsweise das Wissen darüber, ohne Bindung nicht überleben zu können, führen beim Kind zu einer verzweifelten Suche nach der Ursache, warum die Bindungspersonen so abwesend, kalt und traumatisierend sind. Das Kind denkt: »Wenn es meine Schuld ist, dann kann ich es auch wiedergutmachen. Irgendetwas an mir ist ›schlecht‹. Das zu glauben, dafür gab es bei verbalen und körperlichen Bestrafungen genug Anlässe. Wenn ich das lassen kann, dann könnten sie mich lieben. Wenn ich vollkommen, perfekt, fehlerfrei, angepasst usw. bin, so wie sie mich haben wollen, dann müsste es klappen.« So entstehen oft rigide Über-Ich-Strukturen. In der hypnotherapeutischen Teiletherapie nennen wir das »innere Kritiker« – und davon gibt es gleich ein ganzes Team:

- innerer Kontrolleur (»Reiß dich zusammen!«),
- Perfektionist (»Nur 150 Prozent zählen.«),
- Antreiber (»Los, du verpasst etwas.«),
- Allen-alles-Rechtmacher (»Alle müssen dich mögen.«),
- Be- und Verurteiler (»Du bist überflüssig.«).[54]

Der Kontext, in dem diese inneren Kritiker entstehen, ist meist psychisch belastend, mitunter verletzend und wenig lieblos, aber noch nicht traumatisierend und bedrohlich. Es geht nicht um Leben oder Tod. Die bei Trauma entstehenden inneren Machthaber nennen wir Täterintrojekte: Anteile, die entstehen, um dem Opfer zu helfen, in einer verzweifelten Situation zu überleben. Dieses Thema habe ich an anderer Stelle ausführlich beschrieben.[55]

Die relevanten Aspekte aus der Ego-State-Therapie sind also:

- Das »Individuum« ist vielfältig (poly-psychisch).
- Psychotherapeutische Arbeit konzentriert sich auf der inneren Bühne eines Menschen.
- Ego-States (Ich-Zustände) sind neuronale Verhaltens- und Erlebnisnetzwerke gemachter Beziehungserfahrungen.
- Es gibt zwar unendlich viele Ego-States, aber einige sind hochfunktional.
- Symptome sind Lösungsversuche mit Preis.

Karina und die »Bambi-Reaktion«: Verlauf einer Ego-State-Therapie

Bitte stellen Sie sich vor, Sie haben jemanden in Ihrem Bekanntenkreis, den Sie so beschreiben würden: Karina ist immer freundlich, kann sich schwer durchsetzen und stellt Ihre eigenen Bedürfnisse um des »lieben Friedens willen« schnell hinten an. Es fällt Karina schwer, den Kindern gegenüber Grenzen zu setzen und sie will es allen recht machen. Kennen Sie Karina oder erinnert Sie die Beschreibung an sich selbst? Willkommen im Club!

Bitte Was stellen Sie sich weiter vor, diese oder eine andere Karina käme regelmäßig zu mir in die Psychotherapie und ich könnte Ihnen davon berichten.

Was ich von Karina weiß: Sie ist eine 38-jährige Frau, die seit zehn Jahren mit ihrem Ehemann Paul verheiratet ist. Gemeinsam haben sie zwei Kinder, Lisa (acht Jahre) und Max (fünf Jahre). Karina arbeitet halbtags als Verwaltungsangestellte, während Paul eine Vollzeitbeschäftigung im IT-Bereich hat. Wie wir schon wissen, ist Karina eine ruhige und sanfte Person, die Konflikte meidet und oft in einer beschwichtigenden Haltung agiert, insbesondere in ihrer Familie.

Situationen mit dem Ehemann

Paul neigt dazu, in der Kommunikation sehr direkt und manchmal dominant zu sein. Wenn es zu Meinungsverschiedenheiten kommt, zeigt Karina oft eine stark unterwürfige Haltung. Ein Beispiel dafür ist ein typisches Abendessen, bei dem Paul sich über die Unordnung im Haus beschwert. Auf dem Weg von der Garage ins Haus ist er fast über Max' Dreirad gestolpert, dass »da im Weg rumlag«. Obwohl Karina sich nicht primär für die Unordnung verantwortlich fühlt, entschuldigt sie sich sofort und verspricht, es in Zukunft besser zu machen. Sie vermeidet es, ihre eigenen Gefühle auszudrücken oder Paul darauf hinzuweisen, dass auch er zur Ordnung im Haushalt beitragen könnte und Max erst fünf Jahre alt ist. Karina hat Angst, dass ein offener Konflikt die Harmonie in der Familie stören könnte, und unterdrückt daher ihre eigenen Bedürfnisse.

••••• *Situationen mit den Kindern*

Lisa und Max sind lebhafte Kinder, die manchmal laut und wild sein können. Wenn die Kinder zu streiten beginnen oder ungehorsam sind, versucht Karina oft, den Konflikt durch Nachgeben zu entschärfen. Ein Vorfall ereignete sich, als Lisa ein Eis wollte, bevor sie ihr Gemüse aufgegessen hatte. Karina, die die Regel hat, dass zuerst das Gemüse gegessen werden muss, gab nach, als Lisa anfing zu weinen. Sie gab ihr das Eis, um den Streit zu beenden, obwohl sie sich insgeheim ärgerte, nicht an ihrer Regel festgehalten zu haben.
Zwischenbilanz: Wir können sagen, Karina neigt zum »Bambi-Reflex«.

••••• *Benennung des inneren harmoniesüchtigen Anteils*

In einer Sitzung frage ich Karina, wie sie es als erwachsene 38-jährige Frau eigentlich finde, so eine harmoniesüchtige Seite zu haben.

Karina: Ich finde das schrecklich ... Ich schäme mich dafür, dass ich nicht bei meiner Linie bleiben kann und ständig versuche, es allen recht zu machen, nur damit Frieden in der Familie herrscht.

Ich: Ah … Da gibt es also eine erwachsene Seite in Ihnen, die gar nicht damit einverstanden ist, und eine andere Seite, die ständig versucht, den Frieden zu bewahren.

Karina: Ja, genau …

Ich: Dann lassen Sie uns doch mal schauen, was das für eine harmoniesüchtige Seite in Ihnen ist und wie sie entstanden ist.

Als Teiletherapeut denke ich: Da gibt es also einen harmoniesüchtigen Anteil in der Erwachsenen. Der war sicher nicht von Geburt an da, sondern muss irgendwann entstanden sein. Vermutlich hatte er in der Vergangenheit eine wichtige Funktion.

Der biografische Hintergrund: Blick in die Vergangenheit

Im Verlauf der Therapiegespräche erfahre ich Folgendes: Karina erinnert sich an ihr siebtes Lebensjahr, als sie mit ihrer Mutter und ihrem Vater in einer Kleinstadt in Süddeutschland lebt. Ihr Vater, Herr Müller, hat ein unberechenbares Temperament und wird häufig körperlich gewalttätig, insbesondere wenn er gestresst oder verärgert ist. Eines Abends kommt Herr Müller wütend nach Hause, weil er einen schlechten Tag an der Arbeit hatte. Als er sieht, wie Karina beim Abendessen versehentlich ein Glas Milch verschüttet, verliert er die Beherrschung. Anstatt zu weinen oder wegzulaufen, reagiert Karina, indem sie versucht, ihren Vater zu beschwichtigen. Sie entschuldigt sich mehrfach mit sanfter, ängstlicher Stimme und sagt, dass es ihr sehr leidtut. Karina bietet an, das Missgeschick sofort zu reinigen und versichert ihrem Vater, dass sie in Zukunft vorsichtiger sein werde. Während sie hektisch die verschüttete Milch aufwischt, spricht sie ruhig weiter und betont, dass sie ihren Vater nicht verärgern wolle. Sie vermeidet Blickkontakt und hält ihre Bewegungen so ruhig und unterwürfig wie möglich, um die Situation nicht weiter zu eskalieren. Solche Situationen, so sagt sie heute, hätten sich sehr oft wiederholt und von ihrer Mutter hätte sie nie Unterstützung und Schutz erwarten können, da diese dem Zorn ihres Mannes ähnlich hilflos gegenüber gewesen sei.

••••• *Analyse der Dynamik*

Karinas Verhalten als Kind zeigt die »Bambi-Reaktion« in einer bedrohlichen familiären Umgebung. Karina hat versucht, die Wut ihres Vaters zu besänftigen und die Situation zu entschärfen, indem sie sich entschuldigt und sofortigen Gehorsam gezeigt hat. Diese Reaktion konnte damals kurzfristig dazu beitragen, die akute Gefahr körperlicher Gewalt zu reduzieren. Langfristig entwickelte sich in ihr aber eine Persönlichkeitsseite (ein Ego-State), in der diese Konfliktlösungsstrategie gespeichert ist und die bei ähnlich bedrohlichen Situationen immer wieder aktiviert wird. Je häufiger Karina dieses Programm bewusst/unbewusst einsetzt, umso mehr wird diese Strategie generalisiert. So wurde sie zu einem allgegenwärtigen Charakterzug: ein »Bambi-Ego-State« ist entstanden. Und die Folgen? Karinas Strategie hat dazu geführt, dass sie ihre eigenen Bedürfnisse und Gefühle unterdrücken musste. Sie lernte unfreiwillig, Harmonie um jeden Preis zu schaffen, was ihre emotionale und psychologische Entwicklung negativ beeinflusst hat. Aber das ist nicht alles.

Wenn Menschen ein bestimmtes Bewältigungsmuster für stressige Interaktionen entwickeln, beispielsweise eine »Bambi-Reaktion«, und es in der Gegenwart immer wieder - bewusst oder unbewusst - anwenden, können wir uns drei Dinge überlegen:

1. Wie ist das Muster (in der Kindheit) entstanden? (siehe die Ausführungen zu Karinas Kindheit)

2. Wie sind die aufrechterhaltenden Bedingungen für dieses Muster heute?
3. Was schwächt oder verstärkt dieses Muster heute?

Wenn Karina als Kind mit der Beschwichtigungs-Strategie erfolgreich war, wird in ihr eine Persönlichkeitsseite entstehen, die versuchen wird, das Muster zu verankern und zu perfektionieren. Diese Seite macht aus dem »Bambi-Reflex« eine Gewohnheit, als gäbe es für Karina gar keine andere Strategie, auf Spannungen zu reagieren. Es entsteht eine Art Gewissensinstanz, die ihr ständig einredet: »So musst du sein, das wird von dir erwartet!« Daraus wird später ein innerer Kritiker mit dem Anspruch: »Du musst es allen recht machen« - ein »Allen-alles-Rechtmacher-Ego-State«. Dieser innere Kritiker ist Teil der aufrechterhaltenden Bedingungen für dieses »Bambi-Muster« heute.
Dazu kommen noch Situationen im Leben heute in Familie, Arbeit, Gesellschaft, die das »Bambi-Muster« abschwächen oder verstärken. Hat Karina Glück und trifft nicht auf Menschen oder Bindungssituationen, die denen ähnlich sind, die sie in der Kindheit erlebt hat, kann sich das Muster abschwächen und neue Lernerfahrungen sind möglich. Wiederholen sich die Beziehungserfahrungen (in Karinas Fall durch einen cholerischen Ehemann und fordernde Kinder), verstärkt sich das Muster.

Was habe ich in der Therapie gemacht?

Anhand Karinas Fallbeispiel möchte ich erklären, wie ich in der Therapie vorgegangen bin. Ich habe Karina im ersten Schritt, der Psychoedukation, erklärt, dass diese »Bambi-Reaktion« bei Kindern völlig normal und verständlich ist. Sie rührt bei ihnen aus einer tief verwurzelten Angst vor körperlicher Bestrafung oder emotionaler Ablehnung in schwierigen Situationen. Kinder in solchen Umgebungen lernen, dass Beschwichtigung und Anpassung die besten Mittel sind, um die Wut eines missbrauchenden Elternteils zu vermeiden und ein gewisses Maß an Sicherheit zu erreichen. Diese kreative Reaktion kann kurzfristig effektiv sein und sollte als Überlebensstrategie nicht von ihr verurteilt, sondern wertgeschätzt werden. Sie hat aber einen hohen Preis: Sie birgt das Risiko, dass das Kind langfristig Schwierigkeiten hat, gesunde Grenzen zu setzen, ein stabiles Selbstwertgefühl zu entwickeln und eigene Bedürfnisse in Beziehungen zu erkennen und zu kommunizieren. Das alles merke sie heute als 38-jährige Frau ... Oder wie Gunther Schmidt sagt: »Die Lösungen von damals sind die Probleme von heute.«

Im zweiten Schritt arbeitete ich mit Karina an einer aktuellen Episode aus ihrem Leben. Sie erzählte von einer Streitsituation mit Paul. Beim Erzählen wurden verschiedene Ego-States auf der inneren Bühne aktiviert. Diese kann ich in der Schilderung von Patienten häufig schon erahnen. Karinas Erzählung klang nach einem sehr verzweifelten Kind-Anteil und einem strengen Anteil, der bewertet, sowie viel Scham im Hintergrund.

Vor dem Hintergrund dieses Szenarios stellt sich die Frage nach Karinas Ressourcen. Auf der inneren Bühne soll Stabilität entstehen. Das geschieht durch eine Aktivierung der »stabilen Gestalten«.* Laut aktueller Therapieforschung ist der Patient erfolgreich, der sich die Änderung selbst zuschreiben kann. Sie soll nicht von außen (vom »schlauen« Therapeuten) kommen.

---

* *Psychoanalyse: Stärkung des Ich-Systems; KVT: Verbesserung des Selbstmanagements; Traumatherapie: Stabilisierung*

Mit Karina haben wir die klassischen Schritte vollzogen: inneren Wohlfühlort herstellen, nach inneren Helfern suchen und diese verankern, Tresortechnik üben, um aversive Erinnerungen am Ende der Stunde wegzupacken.

In der Ursachenforschung wird mit dem Patienten geschaut, wer das Problem im System verursacht und welche Anteile aktuell daran beteiligt sind. Probleme entstehen durch konserviertes Leiden, also durch verletzte Anteile, aber auch durch Konflikte zwischen verschiedenen Anteilen. Mittels Trance richten wir die Aufmerksamkeit auf die innere Bühne und erkunden zusammen die Dynamik: Wer macht was wozu? Welche Teile stehen miteinander in Konflikt? Gibt es verletzte Kindanteile (die kleine »Bambi-Reflex«-Karina), gibt es innere Kritiker (der »Allen-alles-Rechtmacher«) oder Täterintrojekte (der wütende Strafanteil) durch unbewusste Identifikation mit dem Aggressor (in diesem Fall dem Vater, aber auch Erfahrungen mit dem Ehemann)? Der Patient braucht als Heilungsstrategie zum einen Trost und zum anderen Zeugenschaft: »Ja, es war wirklich schlimm und ich sehe den verletzten Teil in dir!« Das gilt in der Retrospektive genau wie bei einer normalen Reaktion auf eine traumatische Erfahrung.

Ein weiterer entscheidender Schritt ist der Wechsel zwischen dem »Erwachsenen-Karina-State« und dem »verletzten/traumatisierten Bambi-State«. Dadurch wird eine Beobachterposition gestärkt, die hilft, sich aus einer inneren Distanz zu betrachten.

Etwas ganz Entscheidendes: Vor der Arbeit mit den verletzten Teilen muss zuerst mit den inneren Kritikern und Täterintrojekten als den mächtigsten Anteilen im System gearbeitet werden, um sie für ihre bisherige Funktion (»die gute Absicht«) zu würdigen und sie einzuladen, ihre Strategien von »Entwertung« und

»Verurteilung« (schwarze Pädagogik) hin zu Unterstützung und Hilfestellung zu verändern.

Bei einem erlebten Trauma ist das Ziel die Verwandlung vom Verhinderer und Verurteiler zum Beschützer. Durch die hypnotherapeutische Idee, dass das äußere Objekt (Täter) zu einem Selbstanteil wurde (Überlebensstrategie!), ist die Theorie der »guten Absicht« begründbar. Die Grundidee ist: Wir haben einen verletzten Teil und einen Verletzer, der eigentlich ein Beschützer ist. Viele Patienten, so wie Karina, glauben nicht, dass der Teil, der hasst und entwertet, auch schützt. Dann kann man den Patienten fragen: »Können wir probeweise einmal annehmen, dass der Teil Sie schützen könnte? Wann ist der Teil in Ihrem Leben entstanden?« An den inneren Entwerter sollte die Botschaft lauten: »Damals hattest du eine Schutzfunktion, die aber heute nicht mehr gebraucht wird. Karina ist heute erwachsen und kein Kind mehr. Wenn du heute helfen willst, kannst du das gerne tun. Aber dann müssen wir das anders machen!«

Wurde kein Trauma erlebt, sollte man sich darum bemühen, die nicht gelebten Bedürfnisse zu erkennen, den Schmerz und die Trauer zu würdigen und den Erwachsenen dazu befähigen, seine Bedürfnisse realitätsgerecht zu befriedigen.

Darauf folgt die Arbeit mit dem verletzten Anteil. Die offene Handlung des Traumas ist abgeschlossen, wenn der Patient Trost bekommt. Deshalb sollte man den Patienten einladen, sich um sein jüngeres Ich zu kümmern. Heute kann er das bekommen, was er damals gebraucht hätte. Wir nennen das, das innere Kind in die Gegenwart bringen. Das Ziel ist: Die erwachsene Karina muss lernen, dafür zu sorgen, dass ihre verletzten Kindanteile heute nicht mehr getriggert werden. Zum einen sollte sie lernen, ihre eigenen Schwächen toleranter zu akzeptieren, sich nicht zu überfordern und rücksichtvoll mit sich selbst umzugehen. Das bedeutet, sich mehr anzunehmen, auch mit den eigenen Schwächen, mehr Selbstakzeptanz und auch Selbstbeelterung zu entwickeln. Das ist das eine. Aber das heißt auch: Das verletzte Kind von damals, das für das Gefühl des seelischen Wundseins verantwortlich ist, muss geheilt werden und sich mit dem Heute versöhnen.

Das innere Kind in die Gegenwart bringen

Um ihr inneres Kind in die Gegenwart zu holen, bitte ich Karina, die Augen zu schließen und sich ihr inneres Kind vorzustellen, zum Beispiel in einer Szene mit dem zornigen Vater. Er hat dem Kind am Abendbrottisch mal wieder wegen der schlechten Noten gedroht und es entwertet. Dann machen wir, meine Patientin Karina und ich als ihr begleitender Therapeut, uns in der Fantasie auf den Weg in diese Zeit und an diesen Ort ihres Lebens. Wir reisen mit einer Zeitmaschine zurück, um das beschämte Kind an Karinas erwachsener Hand aus der Situation herauszuführen und in die Gegenwart – das Heute – zu bringen. Letztendlich versuche ich als Therapeut der Erwachsenen in Karina zu helfen, die Identifikation mit dem verletzten Kind zu lösen und die Szene so zu einem neuen, besseren Ende zu bringen. Hierfür gibt es mehrere Optionen: Zum Beispiel kann der Erwachsene das Kind aus der Szene herausholen und an einen sicheren Ort bringen, er kann sich gegen die missbräuchliche Bezugsperson der Vergangenheit wenden und sie in ihrem Tun stoppen oder er kann dem Kind einen inneren Helfer zur Verfügung stellen, damit es sich besser wehren kann. Den Möglichkeiten heilsamer Fantasie sind keine Grenzen gesetzt.

Das war eine kurze Darstellung des Therapieverlaufs in einzelnen Schritten am Beispiel meiner Patientin Karina. Wenn Sie sich als Therapeut detaillierter für die Therapieschritte und Techniken interessieren, empfehle ich Ihnen die Veröffentlichungen, die ich in den letzten Jahren dazu publiziert habe.

»Es ist nie zu spät für eine glückliche Kindheit«

In diesem Buch ging es im ersten Schritt vor allem darum, Ihnen ein Verständnis der verschiedenen sozialen Abwehrreaktionen auf Stress und Bedrohung (Flucht – Kampf – Erstarren – Fawn) einschließlich der »Flop«-Reaktion, der »Tend-and-Befriend«-Reaktion sowie des »Stockholm-Syndroms« zu vermitteln. Diese Reaktionen sind Überlebensmechanismen, die in extremen Stresssituationen aktiviert werden und sowohl neurophysiologische als auch psychologische Aspekte umfassen. Deshalb habe ich mich im ersten Kapitel des Buches ausführlich mit den neurobiologischen Erkenntnissen zur Defensivreaktion auf Trauma-Erfahrungen beschäftigt. Der Schwerpunkt des Buches aber ist der »Bambi-Reflex«. Ausführlich habe ich Verhaltensweisen bei Menschen in stressigen oder bedrohlichen Situationen beschrieben, die versuchen, potenzielle Gefahren durch übermäßige Anpassung und Unterwerfung abzuwenden. Dieses Verhalten wurde erstmals vom Therapeuten Pete Walker als vierte Reaktion auf Stress identifiziert, zusätzlich zu den bekannten Reaktionen Kampf (Fight), Flucht (Flight) und Erstarrung (Freeze). Der »Bambi-Reflex«, so wissen wir heute, ist oft das Ergebnis frühkindlicher Erfahrungen, in denen Anpassung und Unterwerfung als Überlebensstrategien dienten. Im Erwachsenenalter kann dieses Muster jedoch zu innerer Unzufriedenheit und dem Gefühl führen, nicht authentisch zu leben. Es ist wichtig, dieses Verhalten zu erkennen und durch Selbstreflexion sowie gegebenenfalls therapeutische Unterstützung neue, gesündere Verhaltensweisen zu entwickeln. Um das verdeutlichen zu können, habe ich im praktischen Teil des Buches verschiedene Therapiestrategien vorgestellt und einen Therapieverlauf auf Basis der Ego-State-Therapie geschildert.

Jetzt bin ich ans Ende gelangt und hoffe, dass Sie mich bis hierher begleiten konnten und wollten. Lassen Sie mich dieses Buch mit einer Überlegung zum berühmten Satz von Erich Kästner beenden: »Es ist nie zu spät für eine glückliche Kindheit.« Ein seltsam paradoxer Satz, werden Sie vielleicht denken: Wie kann man die Kindheit, eine bereits vergangene Lebensphase, im Nachhinein glücklich gestalten? Kästner drückt für mich darin die Idee aus, dass man auch im Erwachsenenalter seine Vergangenheit, insbesondere seine Kindheit, neu betrachten und positiv umdeuten kann. Das bedeutet, dass es nie zu spät ist, das eigene Leben zu verbessern und Frieden mit seiner Vergangenheit zu schließen, um so eine »glückliche Kindheit« im übertragenen Sinne zu erleben. Obwohl man die historische Vergangenheit natürlich nicht nachträglich verändern kann, hat man immer die Möglichkeit, sein Leben im Hier und Jetzt zu gestalten. Bei Gunther Schmidt klingt das so: »Wir können die Vergangenheit nicht verändern – sie ist vergangen –, aber die Bedeutung der Vergangenheit in der Gegenwart.«

Wenn ich über Kästners Zeile nachdenke, fällt mir Joan Didions berühmter Satz aus ihrem Essay *Das weiße Album* ein: »Wir erzählen uns Geschichten, um zu leben.«[56] Darin verweist sie auf die menschliche Tendenz, Erlebnisse durch Narrative zu strukturieren, um ihnen Bedeutung zu geben. Meine Neuerzählung einer »glücklichen Kindheit« ist sicher auch so ein Narrativ, eine Geschichte, ein Selbstkommentar. Didion argumentiert, dass Menschen durch Geschichten versuchen, Chaos und Zufälligkeit in eine verständliche Form zu bringen. Wir konstruieren Erzählungen, um uns selbst zu verstehen, um Erfahrungen zu verarbeiten und um Kontrolle über die Unsicherheit des Lebens zu gewinnen. Gleichzeitig stellt sie aber auch infrage, ob diese Geschichten tatsächlich die Wahrheit widerspiegeln oder ob sie nur Konstruktionen sind, die uns trösten. In einem tieferen Sinne könnte Kästners Satz also bedeuten, dass das Erzählen von Geschichten eine existenzielle Notwendigkeit ist – um unserem Leben einen Sinn zu geben. Wenn ich recht darüber nachdenke, so ist das Konzept des »inneren Kindes« definitiv ein Narrativ – eine Geschichte, die wir uns erzählen, um unser Verhalten und unsere Emotionen zu verstehen. Es bietet eine Erklärung für bestimmte Muster in unserem Leben, indem es die Vergangenheit mit der Gegenwart verknüpft: »Ich reagiere heute so, weil mein inneres Kind verletzt wurde.« Mit dem Narrativ des »inneren Kindes« schaffen wir Bedeutung für unser Leben und ordnen nicht nur das Chaos in uns – das finde ich tröstlich.

Wenn ich Didion richtig gelesen habe, dann würde sie über Kästners Satz vielleicht sagen: »Wir können unsere Kindheit nicht umschreiben, und vielleicht ist es eine Illusion zu glauben, dass wir es können. Vielleicht ist es aber eine notwendige Illusion.«

Wer sich dazu entschließt, sein inneres Kind zu pflegen, Freude zu suchen und positive Erfahrungen zu schaffen, kann die fehlenden Elemente einer glücklichen Kindheit in sein Erwachsenenleben integrieren – auch wenn wir uns dabei der Illusion bewusst sind.

Literaturverzeichnis

Adenauer, H./Catani, C./ Keil, J./Aichinger, H./Neuner, F.: »Is freezing an adaptive reaction to threat? Evidence from heart rate reactivity to emotional pictures in victims of war and torture«, in: *Psychophysiology*, 2009, S. 1–8

Bovin, M. J./Ratchford, E./Marx, B. P.: »Peritraumatic Dissociation and Tonic Immobility: Clinical Findungs«, in: U. F. Lanius, S. L. Paulsen, F. M. Corrigan (Hrsg.): *Neurobiology and Treatment of Traumatic Dissociation*, New York 2014, S. 51–68

Bradley, M. M./Codispoti, M./Cuthbert, B. N./Lang, P. J.: »Emotion and motivation I: Defensive and appetitive reactions in picture processing«, in: *Emotion*, 2001, S. 276–298

Ciompi, L.: »Affektlogik: Das Zusammenspiel von Fühlen und Denken«, www.ciompi.com/de/affektlogik.html

Ciompi, L.: *Gefühle, Affekte, Affektlogik, Wiener Vorlesungen*, Wien 2007

Lang, P. J./Davis, M./Ohman, A.: »Fear and anxiety: Animal models and human cognitive psychophysiology«, In: *Journal of Affective Disorders*, 61, 2000, S. 137–159

Liotti, G.: »Understanding the dissociative processes: The contribution of attachment theory«, in: *Psychoanalytic Inquiry*, 1999, Vol. 19, S. 757–783

Liotti, G.: »Trauma, Dissociation, and Disorganized Attachment: Three Strands of a Single Braid«, in: *Psychotherapy Theory Research Practice Training* 41(4), 2004, S. 472–486

Liotti, G.: »Conflicts between motivational systems related to attachment trauma: Key to understanding the intra-family relationship between abused children and their abusers«, in: *J Trauma Dissociation* 18(3), 2017, S. 304–318

Löw, A./Lang, P. J./Smith, J. C./Bradley, M. M.: »Both predator and prey: Emotional arousal in threat and reward«, in: *Psychological Science*, 19, 2008, S. 865–873

Ogden, P./ Minton, K./Pain, C.: *Trauma and the body: A sensorimotor approach to psychotherapy*, New York 2006

Panksepp, J.: *Affective Neuroscience: The Foundations of Human and Animal Emotions*, New York 1998

Porges, S.: *Die Polyvagal-Theorie und die Suche nach Sicherheit: Traumabehandlung, soziales Engagement und Bindung*, Lichtenau 2017

Schauer, M/Elbert, T.: »Dissociation following traumatic stress: Etiology and Treatment«, in: *Journal of Psychology*, 218(2), 2010, S. 109–127

Schmidt, G.: *Liebesaffäre zwischen Problem und Lösung. Hypnosystemische Konzepte für schwierige Kontexte*, Heidelberg 2004

Schmidt, G.: *Einführung in die hypnosystemische Therapie und Beratung*, Heidelberg: 2005

Schmidt, G.: *Curriculum Klinische Hypnose (B1-B8) der MEG*, Milton-Erickson-Institut Heidelberg 2014

Schreiber, D.: *Allein*, Berlin 2021

Skinner, J.: »Regulation of cardiac vulnerability by the cerebral defense system«, in: *Journal of the American College of Cardiology*, 5/6 (Suppl.), 1985, S. 88–94

Skinner, J. E.: »Brain involvement in cardiovascular disorders«, in: T. Elbert, W. Langosch, A. Steptoe, D. Vaitl (Hrsg.): *Behavioral medicine in cardiovascular disorders*, 1988, Chichester 1988, S. 229–253

Walker, P.: *Posttraumatische Belastungsstörung – Vom Überleben zu neuem Leben: Ein praktischer Ratgeber zur Überwindung von Kindheitstraumata*, Kandern 2019

Wang, H./Wu, X./Zhu, R./Zang, S./Xu, Z.: »Acute stress during witnessing injustice shifts third-party interventions from punishing the perpetrator to helping the victim«, in: *PLoS Biol.*, 2024 Mai, 22(5)

Anmerkungen

1 Giordano Bruno (1584): Von der Ursache, dem Prinzip und dem Einen (De la causa, principio e uno). Leipzig 1902

2 Walker, P.: *Posttraumatische Belastungsstörung – Vom Überleben zu neuem Leben: Ein praktischer Ratgeber zur Überwindung von Kindheitstraumata*, Kandern 2019

3 Van der Kolk, B.: *Verkörperter Schrecken*, Lichtenau 2018, 5. Aufl.; Herman, J. L.: Die *Narben der Gewalt: Traumatische Erfahrungen verstehen und überwinden*, Bielefeld 2018, 5. Aufl.

4 Wenn Sie sich noch ausführlicher mit dem Thema beschäftigen wollen: Das ADHS-Kompendium: »Die Stresssysteme des Menschen – Grundlagen von Stress«, www.adxs.org/de/page/92/die-stresssysteme-des-menschen-grundlagen-von-stress

5 Fanselow, M. S.: »Neural organization of the defensive behavior system responsible for fear«, in: *Psychonomic Bulletin & Review*, 1(4) 1994, S. 429–438; Lang, P. J./Bradley, M. M./Cuthbert, B. N.: »Motivated attention: Affect, activation, and action«, in: P. J. Lang, R. F. Simons, & M. T. Balaban (Hrsg.): *Attention and orienting: Sensory and motivational processes*, Mahwah, NJ 1997, S. 97–135

6 Schauer, M./Elbert, T.: »Dissociation following traumatic stress: Etiology and Treatment«, in: *Journal of Psychology*, 218(2), 2010, S. 109–127

7 Adenauer et al. 2009; Bradley et al., 2001; Lang et al., 2000

8 Campbell, Wood/McBride, T. 1997, zitiert nach Schauer/Elbert 2010, S. 112

9 Schauer/Elbert 2010, S. 112

10 Löw et al., 2008; Ogden et al., 2006 sowie Skinner 1988, 1985, alle zitiert nach Schauer/Elbert 2010, S. 115

11 Volchan, E./Rocha-Rego, V./Bastos, A. F./Oliveira, J. M./Franklin, C./Gleiser, S. et al.: »Immobility reactions under threat: a contribution to human defensive cascade and PTSD«, in: *Neurosci. Biobehav. Rev.* 76, 2017, S. 29–38; Volchan, E./Souza, G. G./Franklin, C. M./Norte, C. E./Rocha-Rego, V./Oliveira, J. M.

et al.: »Is there tonic immobility in humans? biological evidence from victims of traumatic stress«, in: *Biol. Psychol.* 88, 2011, S. 13–19

12 Bovin et al. 2014, S. 57

13 Schauer/Elbert 2010, S. 111

14 Panksepp, J.: *Affective Neuroscience: The Foundations of Human and Animal Emotions*, New York 1998

15 Panksepp 1998, S. 51–52

16 Mansukhani, A.: »Trauma, Attachment and Affective Behaviour Systems: Implications for EMDR Therapy« in: *EMDR Therapy Quarterly*, 2021, Vol. 1, S. 9 ff.

17 Gilbert, P.: *The Compassionate Mind*, London 2010

18 Walker 2019, S. 108

19 Walker, P.: »The 4Fs: A Trauma Typology in Complex PTSD«, https://pete-walker.com/fourFs_TraumaTypologyComplexPTSD.htm

20 Taylor, S. et al.: »Biobehavioral Responses to Stress in Females: Tend-and-Befriend, Not Fight-or-Flight«, in: *Psychological Review*, 2000, Vol. 107, No. 3, S. 411–429

21 Zeh, J.: *Unterleuten*, München 2017

22 Kampusch, N.: *3096 Tage*, Berlin 2010

23 Jüttner, J.: »›Ich war lebendig konserviert‹«, in: *Spiegel*, Dezember 2009, www.spiegel.de/panorama/justiz/natascha-kampusch-ich-war-lebendig-konserviert-a-667070.html?utm_source=chatgpt.com

24 Ich empfehle: Raack, A.: »Die Geburt des ›Stockholm-Syndroms‹«, in: *Spiegel*, August 2023, www.spiegel.de/geschichte/stockholm-syndrom-so-entstand-die-bezeichnung-a-1109897.html

25 Schauer/Elbert 2010

26 Bowlby J.: *Bindung als sichere Basis: Grundlagen und Anwendung der Bindungstheorie*, München 2021, 5. Auflage

27 Ainsworth, M., Waters, E., Blehar, M. C., Wall, S.: *Patterns of attachment. A psychological study of the strange situation*, New York 1978; Bodenmann, G.: »Bindung und psychische Störungen bei Kindern und Jugendlichen«, 2022, www.psychologie.uzh.ch/dam/jcr:21ac26f6-b2b9-41fd-9df8-693f1900eef9/03_Bindung%20und%20kindliches%20Befinden%20(Handout%20Bodenmann).pdf

28 Liotti, G.: »Understanding the dissociative processes: The contribution of attachment theory«, in: *Psychoanalytic Inquiry*, 1999, Vol. 19, S. 757–783

29 Hebb, D.: *The organization of behavior. A neuropsychological theory*, New York 1949

30 Ciompi, L.: *Gefühle, Affekte, Affektlogik, Wiener Vorlesungen*, Wien 2007

31 LeDoux, J.: *Das Netz der Gefühle. Wie Emotionen entstehen*, Frankfurt/Main 2001

32 Schreiber, D.: *Allein*, Berlin 2021, S. 69

33 Walker, P.: *Posttraumatische Belastungsstörung – Vom Überleben zu neuem Leben: Ein praktischer Ratgeber zur Überwindung von Kindheitstraumata*, Kandern 2019, S. 94–95

34 Walker, P.: *Posttraumatische Belastungsstörung – Vom Überleben zu neuem Leben: Ein praktischer Ratgeber zur Überwindung von Kindheitstraumata*, Kandern 2019, S. 170

35 Seiffert, T.: »Fawn Response: 10 Anzeichen, dass du unter dem Bambi-Effekt leidest«, in: *petra*, Februar 2024, www.petra.de/lifestyle/psychologie/fawn-response-10-anzeichen-dass-du-unter-dem-bambi-effekt-leidest-7421.html

36 Schmidt, G.: *Liebesaffäre zwischen Problem und Lösung. Hypnosystemische Konzepte für schwierige Kontexte*, Heidelberg 2004; Schmidt, G.: *Einführung in die hypnosystemische Therapie und Beratung*, Heidelberg: 2005; Schmidt, G.: *Curriculum Klinische Hypnose (B1-B8) der MEG*, Milton-Erickson-Institut Heidelberg 2014

37 Papst Franziskus: »Papstansprache an Universitätsstudenten«, 2024, www.vaticannews.va/de/papst/news/2024-09/papst-franziskus-studenten-universitaet-loewen.html

38 Taylor, S. E.: »Tend and Befriend: Biobehavioral Bases of Affiliation Under Stress. Current Directions«, in: *Psychological Science*, 15(6), 2006, S. 273–277

39 Wang, H./Wu, X./Zhu, R./Zang, S./Xu, Z.: »Acute stress during witnessing injustice shifts third-party interventions from punishing the perpetrator to helping the victim«, in: *PLoS Biol.*, Mai 2024, 22(5)

40 Polyvagal Akademie: »Eine kurze Einführung«, https://polyvagal-akademie.com/theorie

41 Porges, S.: *Die Polyvagal-Theorie und die Suche nach Sicherheit: Traumabehandlung, soziales Engagement und Bindung*, Lichtenau 2017

42 West, M.: »What is the fight, flight, or freeze response?«, 2021, www.medicalnewstoday.com/articles/fight-flight-or-freeze-response

43 Soethof, F.: »Die Sonate vom guten Menschen«, 2006, http://fabian-soethof.de/2006/08/10/ulrich-muehe-die-sonate-vom-guten-menschen/

44 Friess, D.: »People Pleaser – Stoppt eure Harmoniesucht«, 2024, www.ardalpha.de/wissen/psychologie/people-pleaser-deutsch-kennzeichen-ursachen-stoppen-tipps-harmoniesucht-narzissten-100.html

45 Wardetzki, B.: »People-Pleaser: Wenn man es allen recht machen will«, 2023, www.aok.de/pk/magazin/wohlbefinden/selbstbewusstsein/so-lernen-people-pleaser-nein-zu-sagen/

46 Neff, K.: *Kraftvolles Selbstmitgefühl für Frauen: Klar für sich selbst einstehen, engagiert handeln und Erfüllung finden*, München 2022

47 siehe dazu Roediger, E./Valente M.: *Schematherapie. Grundlagen, Modell und Praxis*, Stuttgart 2016

48 Stewart, I.: *Die Transaktionsanalyse: Eine Einführung*, Freiburg 2000

49 Peichl, J.: *Ego-States, Seiten, Parts & Co. Modelle der Teiletherapien*, Stuttgart 2023

50 ProPsychotherapie e.V.: »Definition Schemata«, www.therapie.de/psyche/info/therapie/schematherapie/schemata/

51 Young, J.: »Early maladaptive schemas«, 2012, www.schematherapy.com/id73.htm

52 Reddemann, L.: »Vorwort«, in: Watkins, J. G./Watkins, H.: *Ego-States – Theorie und Therapie: Ein Handbuch*, Heidelberg 2003

53 Siehe in: Kollar, A.: *Nur die Lumpen sind bescheiden*, Heidelberg 2023

54 Siehe dazu: Peichl, J.: *Rote Karte für den inneren Kritiker*, München 2014

55 Peichl, J.: *Innere Kritiker, Verfolger und Zerstörer*, Stuttgart 2013

56 Didion, J.: *Das weiße Album*, Frankfurt a. M. 2022, engl. 1979

Über den Autor

Dr. med. Jochen Peichl, geboren 1950, ist Facharzt für Neurologie und Psychiatrie sowie für Psychotherapeutische Medizin und Psychosomatik. Er hat verschiedene psychotherapeutische Weiterbildungen absolviert, u.a. in Ego-State-Therapie. Der Autor vieler Fachbücher und populärer Sachbücher war bis 2011 Oberarzt für Psychotherapie und Psychosomatik am Klinikum Nürnberg. Heute leitet er das Institut für hypno-analytische Teilearbeit und Ego-State-Therapie (InHAT).

www.teiletherapie.de

Wieder ein Ganzes werden

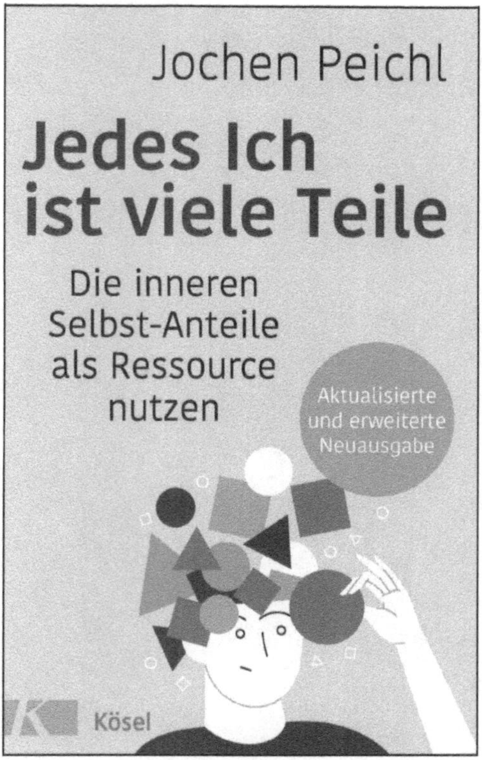

Jochen Peichl zeigt mit vielen Beispielen, wie und warum verschiedene Selbst-Anteile entstehen und wie mit diesen Anteilen kreativ gearbeitet werden kann.

KÖSEL
www.koesel.de